ACCESO GRATIS *a la Lectura en la Nube*

Para visualizar el libro electrónico en la nube de lectura envíe junto a su nombre y apellidos una fotografía del código de barras situado en la contraportada del libro y otra del ticket de compra a la dirección:

ebooktirant@tirant.com

En un máximo de 72 horas laborales le enviaremos el código de acceso con sus instrucciones.

La visualización del libro en **NUBE DE LECTURA** excluye los usos bibliotecarios y públicos que puedan poner el archivo electrónico a disposición de una comunidad de lectores. Se permite tan solo un uso individual y privado

PROMOCIÓN DE LA ACTIVIDAD FÍSICA:

Fundamentos teóricos y Estrategias en Entornos Multisectoriales

Procedimiento de selección de originales, ver página web:

www.tirant.net/index.php/editorial/procedimiento-de-seleccion-de-originales

Lourdes Cutti Riveros
Juan José Calleja Núñez
Coordinadores

PROMOCIÓN DE LA ACTIVIDAD FÍSICA:

Fundamentos teóricos y Estrategias en Entornos Multisectoriales

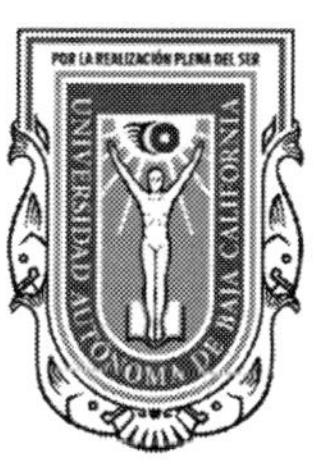

tirant humanidades
Ciudad de México, 2024

En caso de erratas y actualizaciones, la Editorial Tirant lo Blanch México publicará la pertinente corrección en la página web www.tirant.com/mex/

Dictaminado por pares académicos.

© EDITA: TIRANT LO BLANCH
DISTRIBUYE: TIRANT LO BLANCH MÉXICO
Av. Tamaulipas 150, Oficina 502
Hipódromo, Cuauhtémoc
CP 06100, Ciudad de México
Telf: +52 1 55 65502317
infomex@tirant.com
www.tirant.com/mex/
www.tirant.es
ISBN: 978-84-1081-022-8
MAQUETA. Disset Ediciones

Si tiene alguna queja o sugerencia, envíenos un mail a: atencioncliente@tirant.com. En caso de no ser atendida su sugerencia, por favor, lea en www.tirant.net/index.php/empresa/politicas-de-empresa nuestro procedimiento de quejas.
Responsabilidad Social Corporativa: http://www.tirant.net/Docs/RSCTirant.pdf

Autores

Lourdes Cutti Riveros

Juan José Calleja Núñez

Luis Mario Gómez Miranda

Roberto Espinoza Gutiérrez

Elena Cecilia Guzmán Gutiérrez

Jessica Sánchez Revilla

Michelle Barretos Ruvalcaba

Robert Efraín Zárate Cornejo

Ana Cristina Salazar Rivera

Iván Sánchez Sánchez

Ana Laura Soto Rodríguez

Gabriel Jiménez-Arellanes

Índice

Introducción

La promoción de la actividad física se ha convertido en una prioridad de salud pública a nivel global, especialmente ante el incremento del sedentarismo y sus efectos negativos. La Organización Mundial de la Salud (OMS) estima que cerca de una cuarta parte de la población mundial no cumple con los niveles mínimos recomendados de actividad física, lo que representa un factor de riesgo significativo para el desarrollo de diversas enfermedades no transmisibles y para una menor calidad de vida.

En este contexto, en el que la inactividad física se posiciona como uno de los principales riesgos para la salud pública, este libro ofrece un análisis exhaustivo sobre la promoción de la actividad física en distintos entornos y para diversas poblaciones. Está organizado en seis capítulos que aborda tanto fundamentos teóricos como aplicaciones prácticas, ofreciendo una perspectiva integral que abarca diferentes aspectos y estrategias de intervención en la promoción de estilos de vida activos.

En el capítulo 1 se establecen los fundamentos teóricos y las intervenciones comunitarias para la promoción de estilos de vida activos, analizando diversos modelos como el ecológico y el transteórico, que brindan un marco conceptual para el diseño e implementación de programas comunitarios efectivos. Se enfatiza en la importancia de considerar múltiples niveles de influencia: individual, interpersonal, comunitario y de políticas públicas.

El capítulo 2 examina la relación entre los programas de ejercicio físico, el cuidado de la salud y el desempeño laboral. La evidencia presentada demuestra cómo la actividad física regular puede mejorar tanto la salud física como mental de los trabajadores, así como su desempeño profesional, ofreciendo estrategias prácticas para su implementación en entornos laborales.

El capítulo 3 se centra en la promoción de la actividad física en el contexto escolar, analizando los determinantes que influyen en su práctica y brindando estrategias específicas de intervención. Se destaca la importancia de crear entornos escolares que fomenten la actividad física desde edades tempranas, considerando aspectos como la infraestructura, los programas educativos y la participación familiar.

El capítulo 4 aborda la sarcopenia y el ejercicio físico en adultos mayores, presentando estrategias específicas para su prevención e intervención. Se analizan los beneficios del ejercicio en esta población y se proponen lineamientos para el diseño de programas adaptados a sus necesidades, considerando aspectos como el entrenamiento de fuerza, equilibrio y capacidad funcional.

Por último, en el Capítulo 5 se examina el papel de la actividad física en la mitigación de riesgos psicosociales en el trabajo, en el marco de la NOM-035-STPS-2018. Se presentan estrategias prácticas para implementar programas de actividad física que contribuyan a reducir el estrés laboral y mejorar el bienestar psicosocial de los trabajadores.

El libro combina el rigor académico con un enfoque práctico, presentando tanto la evidencia científica más reciente como estrategias concretas de intervención. Los autores, expertos reconocidos en sus respectivos campos, aportan una perspectiva multidisciplinaria que enriquece la comprensión de los desafíos y oportunidades en la promoción de la actividad física.

Capítulo 1.

Bases teóricas e intervenciones comunitarias para el fomento de estilos de vida activo

Lourdes Cutti Riveros[1]

Jessica Sánchez Revilla[2]

Ana Laura Soto Rodríguez[3]

Resumen

Los programas de intervención comunitaria han surgido como estrategias cruciales para fomentar estilos de vida activos y mejorar la salud pública. Este capítulo examina cómo estas intervenciones van más allá del enfoque individualista tradicional, adoptando una perspectiva colectiva que busca crear cambios significativos en los entornos y los comportamientos.

El texto profundiza en varios modelos teóricos que guían estas intervenciones, como el modelo ecológico, transteórico y multicomponente, ofreciendo marcos conceptuales para su diseño y ejecución. Subraya la

1. Dra. en Ciencias Educativas, profesora de la Facultad de Deportes campus Tijuana, Universidad Autónoma de Baja California. Email: lourdes.cutti.riveros@uabc.edu.mx. ORCID: https://orcid.org/0000-0002-3221-9256

2. Mtra. en Innovación en Ciencias de la Actividad Física y Deporte. Profesora de la Facultad de Deportes Campus Tijuana, Universidad Autónoma de Baja California. Email: jessica.sanchez11@uabc.edu.mx.

3. Lic. En Actividad Física y Deporte, Profesora de la Facultad de Deportes campus Tijuana, Universidad Autónoma de Baja California. Email: ana.soto.rodriguez@uabc.edu.mx

importancia de abordar múltiples niveles de influencia: individual, interpersonal, comunitario y de políticas.

Se presentan diferentes tipos de programas, que van desde iniciativas de promoción de la salud hasta programas de sostenibilidad ambiental, ilustrados a través de casos exitosos tanto a nivel internacional como nacional. En México, se destacan programas como "Muévete" y varias iniciativas en Baja California por sus resultados positivos en la promoción de la actividad física.

El capítulo enfatiza que el éxito de estas intervenciones depende de factores clave como la participación comunitaria, la adaptación a los contextos locales, la sostenibilidad a largo plazo y un enfoque integral. También analiza las ventajas y los desafíos de implementar estos programas, incluidos aspectos como la complejidad en la implementación y la variabilidad en la efectividad.

Palabras claves: *Intervención Comunitaria, Estilos de vida activo, Actividad física*

Abstract: Community intervention programs have emerged as crucial strategies for fostering active lifestyles and enhancing public health. This chapter examines how these interventions move beyond the traditional individualistic approach, embracing a collective perspective that aims to create meaningful changes in environments and behaviors.

The text delves into various theoretical models guiding these interventions, such as the ecological, transtheoretical, and multicomponent models, offering conceptual frameworks for their design and execution. It underscores the significance of addressing multiple levels of influence: individual, interpersonal, community, and policy.

Different types of programs are introduced, ranging from health promotion initiatives to environmental sustainability programs, illustrated through successful cases both internationally and domestically. In Mexico, programs like "Muévete" and various initiatives in Baja

California are highlighted for their positive outcomes in promoting physical activity.

The chapter emphasizes that the success of these interventions hinges on key factors such as community engagement, adaptation to local contexts, long-term sustainability, and a comprehensive approach. It also discusses the advantages and challenges of implementing these programs, including aspects like complexity in implementation and variability in effectiveness.

Keywords: *Community Intervention, Active Lifestyles, Physical Activity*

Introducción

Los programas de intervención comunitaria han emergido como estrategias cruciales para abordar uno de los retos más importantes de salud pública: la promoción de estilos de vida activos y saludables. En respuesta al creciente impacto del sedentarismo y las enfermedades crónicas no transmisibles, que según la OMS representan el 74% de las muertes a nivel mundial, es imperativo desarrollar estrategias efectivas que vayan más allá del enfoque individualista tradicional.

Este capítulo tiene como objetivo analizar y presentar diversas estrategias de intervención comunitaria enfocadas a la promoción de estilos de vida activos, examinando programas exitosos tanto a nivel internacional como nacional. Se parte de la premisa de que las intervenciones efectivas requieren la integración de múltiples componentes: políticas públicas, mejoras de infraestructura y programas de concientización, todos ellos esenciales para crear entornos que faciliten y sustenten estilos de vida saludables.

La relevancia de este análisis radica en su enfoque integral, que reconoce la complejidad del comportamiento humano y la necesidad de intervenciones que consideren factores sociales, económicos, culturales y ambientales. Se examinarán diversos modelos teóricos y casos prácticos que han demostrado éxito en diferentes contextos, con especial atención a las experiencias de México y Baja California. A través de esta exploración, el capítulo busca proporcionar una guía integral sobre el diseño, la implementación y la evaluación de programas que contribuyan de manera efectiva a transformar los hábitos sedentarios en estilos de vida más activos y saludables.

Asimismo, el capítulo enfatiza la importancia de la participación comunitaria y la colaboración multisectorial como elementos clave para asegurar la sostenibilidad y la eficacia a largo plazo de estas intervenciones, reconociendo que un cambio duradero requiere tanto la participación de la comunidad como el apoyo institucional.

1. Estilo de vida activo y su importancia para la salud

El estilo de vida es un concepto que se refiere a los patrones de conducta y hábitos cotidianos que una persona adopta en su vida diaria, reflejando sus preferencias y elecciones. El estilo de vida está influenciado por factores socioculturales, económicos y ambientales que determinan cómo las personas viven y se relacionan con su entorno. Además, esta intrínsecamente vinculado con la identidad personal y los valores de cada individuo, manifestándose en sus elecciones alimentarias, actividades recreativas y formas de interactuar socialmente. Según la OMS el estilo de vida es la base de la calidad de vida ya que abarca un conjunto de hábitos y comportamientos que influyen en la salud física, mental y social (OMS, 2024).

Los estilos de vida activo se definen como una forma de vida que integra la actividad física regular y la movilidad en las actividades diarias, reconociéndolas como componentes esenciales para preservar la salud y bienestar general. Este estilo de vida activo no se limita únicamente a la práctica de ejercicio estructurado, como el deporte o las rutinas en el gimnasio, sino que también abarca actividades físicas cotidianas, como caminar, andar en bicicleta, subir escaleras, y realizar tareas del hogar. La Organización Mundial de la Salud (OMS) sostiene que adoptar un estilo de vida activo es esencial para prevenir enfermedades crónicas no transmisibles como la obesidad, la diabetes tipo 2, enfermedades cardiovasculares y ciertos tipos de cáncer (OMS, 2023).

Un aspecto fundamental de un estilo de vida activo es que no requiere un compromiso exclusivo con el ejercicio de alta intensidad; más bien, se basa en el principio de que cualquier forma de actividad física contribuye al bienestar general. Este enfoque es especialmente relevante en sociedades donde los estilos de vida modernos tienden a ser más sedentarios debido a las exigencias laborales, el uso de la tecnología y el transporte motorizado, lo que ha resultado en una disminución de los niveles globales de actividad física (Hallal et al., 2012, como se citó en Romero, 2022). Owen et al. (2010, citado en Delgado, 2022) destacan que el sedentarismo prolongado, caracterizado por largos períodos en posiciones estáticas, como sentarse, está asociado con un mayor riesgo de enfermedades crónicas, independientemente de la cantidad de ejercicio formal que se realice.

Hoy en día, las enfermedades crónicas no transmisibles han aumentado significativamente, causando el 74% de las muertes en el mudo, en gran parte debido a estilos de vida deficientes y sedentarios (OMS, 2023). En México, las enfermedades del corazón representan la principal causa de muerte con 97,187 casos registrados. Le siguen las muertes por diabetes mellitus, que suman 55,885, y los tumores malignos, con 45,409 casos (INEGI, 2024).

Frente a esta alarmante situación, es fundamental promover la actividad física desde un enfoque integral. Este enfoque reconoce la complejidad del problema de la inactividad física y ofrece soluciones que abordan no solo los factores individuales, sino también las barreras sociales, ambientales y económicos que impiden un estilo de vida activo. Por ejemplo, para prevenir enfermedades crónicas no transmisibles no basta con recomendar ejercicio a nivel individual; es necesario implementar políticas públicas, intervenciones comunitarias, educación y sensibilización. De este modo, la actividad física no solo mejora la salud física, sino que también ayuda a reducir el estrés, la ansiedad y la depresión. Además, contribuye a una mejorar salud cardiovascular y metabólica (Barbosa y Urrea, 2018). Vázquez et al. (2021) destacan que un estilo de vida activo está asociado con una mayor longevidad y una mejor calidad de vida. Su estudio sobre los niveles de actividad física en la población adulta revela que las personas que integran la actividad física en su rutina diaria presentan tasas de mortalidad más bajas y una salud general superior en comparación con aquellas que llevan un estilo de vida sedentario.

A continuación, se presenta la figura 1 que ayuda a visualizar los elementos claves que conforman un estilo de vida activo y como se pueden integrar en la rutina diaria para promover la salud y bienestar.

Figura 1. Estilo de vida activo y sus componentes relacionados con la actividad física

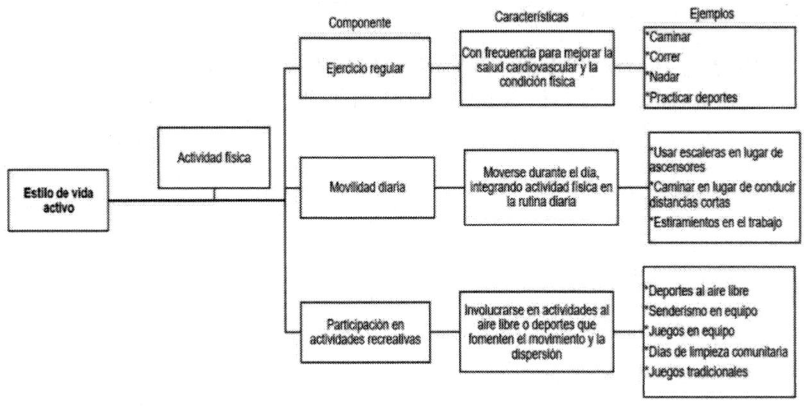

Fuente: Elaboración propia

1.1. Beneficios de los estilos de vida activo

Los beneficios de un estilo de vida activo son numerosos y abarcan tanto las relaciones sociales como la salud física y mental. En el ámbito físico, está relacionado con una mejor función cardiovascular, mayor resistencia muscular, un control más efectivo del peso corporal y una reducción del riesgo de padecer enfermedades crónicas, como la diabetes tipo 2, la hipertensión arterial y algunos tipos de cáncer. Según Piercy et al. (2018), los adultos que realizan al menos 150 minutos de actividad física moderada o intensa por semana cumplen con las recomendaciones internacionales y experimentan beneficios significativos, como la mejora de la salud cardiovascular, el aumento de la fuerza muscular y un mejor control. Además, la actividad física regular puede disminuir el riesgo de desarrollar enfermedades crónicas en un 30-50%, dependiendo del tipo e intensidad del ejercicio realizado.

Por su parte la OMS (2018) destaca que un estilo de vida activo contribuye a reducir las tasas de obesidad, uno de los problemas de salud pública más graves a nivel mundial. En particular, Katzmarzyk et al. (2021) explican que promover un estilo de vida activo desde la infancia puede prevenir el desarrollo de hábitos sedentarios que tienden a perpetuarse en la edad adulta, ayudando así a mitigar los efectos del sedentarismo desde una edad temprana.

En el ámbito mental y emocional, el ejercicio frecuente tiene un impacto directo en la regulación del estado de ánimo y en la reducción de los síntomas de ansiedad y depresión. Penedo y Dahn (2005, como se citó en Barbosa & Urrea, 2018) argumentan que la actividad física provoca la liberación de endorfinas y otras sustancias químicas en el cerebro que mejoran el bienestar emocional y actúan como mecanismos de protección contra el estrés. Estos beneficios se observan no solo en el contexto de la actividad física formal, sino también a través de la acumulación de pequeñas actividades diarias, lo que resalta la importancia de adoptar un estilo de vida plenamente activo.

Los beneficios sociales de un estilo de vida activo incluyen el fortalecimiento de las relaciones interpersonales, ya que las actividades físicas grupales fomentan la socialización y el desarrollo de habilidades comunicativas, facilitando la creación de redes de apoyo social (Eime et al., 2013). Además, el ejercicio regular contribuye a la reducción del aislamiento social, al brindar más oportunidades para interactuar y reducir la soledad, lo que fortalece el sentido de comunidad (Bailey et al., 2018).

De la misma manera, las actividades deportivas y físicas promueven la cooperación y el trabajo en equipo, esenciales tanto en contextos sociales como laborales. También fomentan un sentido de pertenencia y comunidad, lo que aumenta la satisfacción vital y el bienestar emocional (Holt et al., 2017).

Finalmente, la actividad física contribuye al desarrollo de una identidad social positiva, al proporcionar un sentido de logro que refuerza la autoestima y la autoeficacia (García & Froment., 2018).

En la tabla 1 se presenta de manera resumida los beneficios de un estilo de vida activo, clasificándolos en diferentes áreas: física, mental y social.

Tabla 1. Beneficios de un estilo de vida activo

Ámbito	Beneficios	Descripción
Físico	Mejora la salud cardiovascular	La actividad física regulara fortalece el corazón, mejora la circulación y regula los niveles de colesterol y presión arterial.
	Control de peso corporal	Ayuda a mantener el peso y prevenir de la obesidad mediante la quema de calorías y el aumento del metabolismo.
	Fortalecimiento muscular y óseo	El ejercicio, en particular el entrenamiento de fuerza mejora la masa muscular, la resistencia, la densidad ósea, reduciendo el riesgo de osteoporosis y fracturas.
	Mejora la flexibilidad y la movilidad	El ejercicio físico mantiene la elasticidad muscular y la salud articular, reduciendo el riesgo de lesiones y mejorando la movilidad en general.
	Prevención de enfermedades crónicas	Disminuye el riesgo de desarrollar enfermedades crónicas, como la diabetes tipo 2, la hipertensión arterial y ciertos tipos de cáncer.

Mental	Mejora la salud mental y reduce el estrés	Reduce el estrés, la ansiedad y la depresión al liberar endorfinas, mejorando el estado de ánimo general.
	Mejora de la autoestima y la autoconfianza	La consecución de objetivos físicos y la mejora del rendimiento personal promueven una mayor autoconfianza y autoestima.
	Estimulación cognitiva	El ejercicio físico estimula las funciones cognitivas y puede prevenir el deterioro cognitivo asociado al envejecimiento.
	Mejora la calidad del sueño	Facilita conciliar el sueño y mejora su calidad, contribuyendo al bienestar general.
Social	Fortalecer las relaciones interpersonales	Participar en actividades físicas grupales promueve interacciones sociales significativas y un sentido de cohesión comunitaria.
	Reducción del aislamiento social	Participar en actividades físicas comunitarias reduce el riesgo de aislamiento social y fomenta el sentido de pertenencia.
	Mejora de las habilidades de trabajo en equipo	El deporte en equipo fomenta la colaboración y el respeto por las reglas, habilidades esenciales en el ámbito laboral y educativo.
	Desarrollo de una identidad social positiva	El ejercicio físico regular refuerza la autoestima y la autoeficacia, promoviendo una identidad social positiva, especialmente en actividades grupales.

Fuente: Elaboración propia.

1.2. Modelos y teorías para fomentar estilos de vida activo.

Los modelos y teorías son marcos conceptuales que guían el diseño, implementación y evaluación de estrategias para promover la actividad física y los comportamientos saludables a nivel de la comunidad. Estos modelos se basan en la comprensión de que la actividad física no solo es un comportamiento individual, sino que está influenciada por factores sociales, ambientales y culturales. Entre sus características se tiene:

- *Enfoque Ecológico:* Considera la interacción entre los individuos y su entorno social, cultural y ambiental que influyen en el comportamiento. Este modelo promueve la actividad física al abordar las barreras y facilitadores en el entorno comunitario (Sáchez-Martínez, et al., 2022).
- *Participación Comunitaria*: enfatiza la participación de los miembros de la comunidad en el diseño y ejecución de las intervenciones, asegurando que las acciones sean relevantes y adaptadas a las necesidades locales (González-Cifuentes, 2023).
- *Multicomponentes*: Los programas suelen incluir diversas estrategias como educación, promoción de actividades físicas, y apoyo social, creando un enfoque integral que aborda múltiples aspectos del estilo de vida (Gualpa-Lema, 2020).
- *Evaluación Continua*: Se establece un sistema para medir el impacto de las intervenciones, permitiendo ajustes basados en resultados y retroalimentación comunitaria (Glasgow et al., 1999).
- *Sostenibilidad*: Los modelos buscan crear cambios duraderos en los comportamientos al involucrar a la comunidad en el proceso y fomentar la autoeficacia (Reis et al., 2016).
- *Base científica para la acción*: Proporcionan un fundamento teórico sólido para el desarrollo de intervenciones, mejorando la probabilidad de éxito y facilitando la replicación de programas efectivos (Rutter et al., 2017).

A continuación, se analizan algunos de los modelos más relevantes para el diseño de programas de intervención que promueven un estilo de vida activo, y que permiten adaptar las intervenciones a las necesidades y características de los individuos y comunidades.

a. Modelo ecológico

Los modelos de este grupo tienen su origen en el campo de la educación para la salud y proponen que las intervenciones, para ser efectivas, deben de actuar en múltiples niveles. Esto se fundamenta en el hecho de que la salud está influenciada por diversos subsistemas, como la familia, la comunidad, el entorno laboral, las tradiciones, la economía y el medio ambiente.

En esta categoría se incluye la teoría de los sistemas ecológicos de Urie Bronfenbrenner. Este modelo socio-ecológico (Moral, 2017) se basa en cuatro principios básicos:

1. Los múltiples factores que influyen en la conducta del individuo, que abarca desde características individuales hasta contextos sociales y culturales más amplios lo que permite entender la complejidad del desarrollo humano de manera integral.
2. La multidimensionalidad y complejidad de los entornos en los que se desarrolla el individuo son diversos y presentan dinámicas y características particulares. Estos entornos se organizan en diferentes niveles, que incluyen el microsistema, mesosistema, exosistema y el macrosistema.
3. Las interacciones humano- ambientales pueden ser analizadas en varios niveles, desde lo más inmediato hasta lo más amplio. Cada uno de estos niveles ejerce un impacto significativo en el desarrollo y las relaciones interpersonales. Por ejemplo, las relaciones familiares pueden influir en el rendimiento escolar, mientras que las condiciones laborales de los padres afectan el bienestar del niño. Otro ejemplo es como las políticas públicas que promuevan espacios seguros para la actividad física también son determinantes en la adopción de un estilo de vida activo.
4. El dinamismo de las interrelaciones entre las personas y su entorno. A medida que los individuos crecen y sus contextos cambian, también lo hacen las interacciones y las influencias que reciben.

Por ejemplo, un individuo que inicialmente no está activo puede verse influenciado por cambios en su entorno social o físico, como la creación de un establecimiento de grupos comunitarios que promueven la actividad física. Estas interacciones pueden motivar cambios positivos hacia un estilo de vida activo.

Estos principios permiten comprender como los diversos factores interrelacionados influyen en la adopción de un estilo de vida activo, destacando la importancia del contexto social y ambiental en el comportamiento humano.

Para comprender la práctica de la actividad física y la promoción de un estilo de vida activo, es fundamental analizar la interacción entre el individuo y su entorno en diversos niveles. El modelo socioecológico propuesto por McLeroy, Bibeau, Steckler y Glanz (1988) plantea que el fomento de la actividad física requiere intervenciones en cinco niveles de influencia: individual, interpersonal, institucional, comunitaria y de políticas públicas (González-Viana et al., 2019).

De igual forma, el modelo de Sallis et al. (2006) resalta cuatro factores que afectan la práctica de la actividad física: Intrapersonales, interpersonales, el medio ambiente físico y el contexto cultural, social y político (figura 2). Este enfoque proporciona una perspectiva más directa sobre cómo el entorno físico y social influye en la actividad física.

Por otro lado, el modelo de Bauman et al. (2012) permite identificar cinco factores que influyen en la práctica de la actividad física: individual, interpersonal, entorno ambiental, el organizacional, el comunitario y político.

Estos modelos son particularmente útiles en intervenciones comunitarias, ya que abordan las barreras estructurales y sociales que impiden un estilo de vida activo, como la construcción de espacios seguros para el ejercicio o la creación de políticas locales que promuevan la actividad física (Sallis et al., 2012). Por ejemplo, el estudio de Bogantes et al. (2022) muestra cómo la implementación de un programa en escuelas promotoras de paz incrementó la autoeficacia hacia la actividad física en escolares, destacando la importancia de un entorno escolar que promueva la actividad física a través de clases estructuradas y recreos supervisados. Este enfoque se complementa con la revisión de Bolívar et al. (2023), que resalta la efectividad de intervenciones que incluyen componentes familiares y comunitarios, así como la modificación del entorno físico para fomentar hábitos saludables. De igual forma Gutiérrez et al. (2002) muestra como el programa de intervención comunitaria promovió caminatas organizadas y sesiones educativas sobre actividad física, logrando un aumento en la participación comunitaria.

De acuerdo con el modelo ecológico, la actividad física ejerce un impacto más significativo en la comunidad cuando cuenta con el respaldo del entorno y las políticas públicas. Este impacto se potencia cuando las normas sociales y el apoyo comunitario fomentan de manera firme la participación en actividades físicas. Además, es fundamental que se implemente una estrategia de motivación y educación dirigida a individuos para que sean activos físicamente.

Figura 2. Modelo ecológico para fomentar un estilo de vida activo

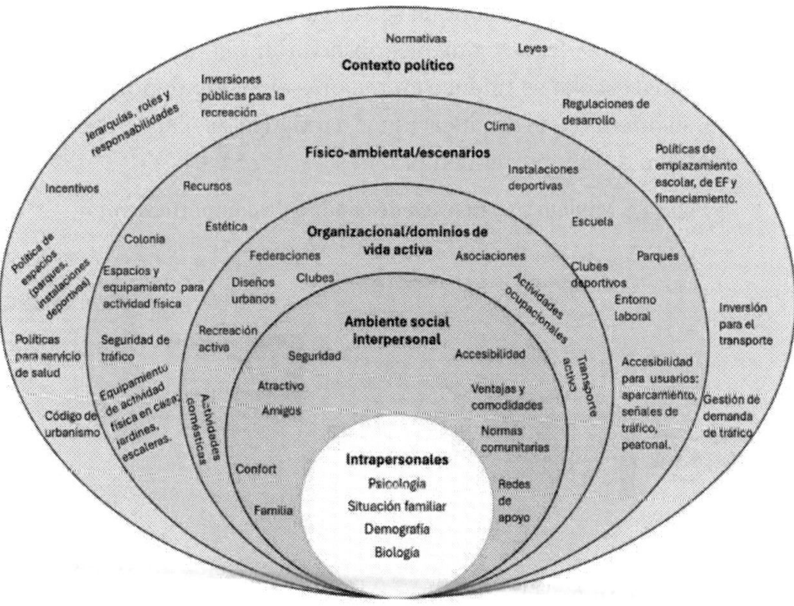

Fuente: Elaboración propia basado en Sallis et al. (2006).

b. Modelo Transteórico de Cambio de Comportamiento

El Modelo Transteórico del Cambio (MTT), desarrollado por Prochaska y DiClemente (1983), es uno de los más utilizados para guiar intervenciones enfocadas en la adopción de un estilo de vida activo. Este modelo identifica cinco etapas de cambio: precontemplación, contemplación, preparación, acción y mantenimiento (figura 3) (Prochaska et al., 1992). Al comprender en qué etapa se encuentra un individuo, los programas de intervención pueden ser personalizados para ofrecer el apoyo adecuado. Según Adams y White (2005), las intervenciones basadas en el MTT tienen más éxito porque abordan los diferentes niveles de motivación y preparación para el cambio, aumentando la probabilidad de una participación sostenida en actividades físicas.

La investigación de Rojas-Montenegro (2024) indica que intervenciones estructuradas que combinan educación y apoyo social pueden mejorar significativamente los hábitos de actividad física en poblaciones con riesgo cardiovascular. Este enfoque se alinea con los hallazgos de Sanromán-Martínez et al. (2020), quienes observaron que un aumento en la actividad física escolar se traduce en mejoras en el estado nutricional de los niños, sugiriendo que la educación y la práctica regular son esenciales para el cambio de comportamiento.

Figura 3. Modelo transteórico de cambio de comportamiento

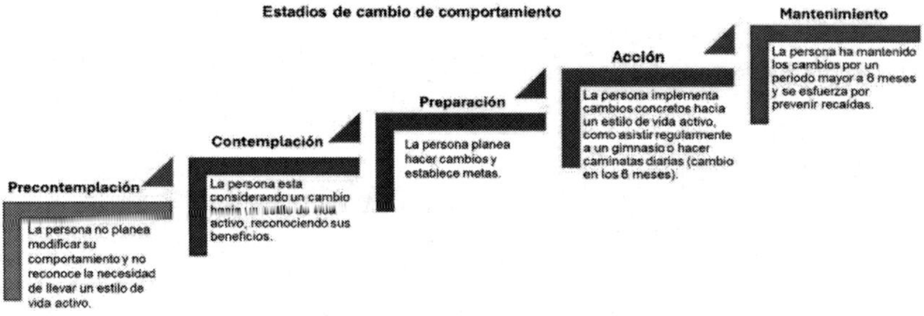

Fuente: Elaboración propia basado en Prochaska, DiClemente y Nocross, (1992).

c. Modelo de Intervención Multicomponente

El Modelo de Intervención de Programa Comunitario Multicomponente es un enfoque integral que busca mejorar la salud y el bienestar de las personas a través de intervenciones que abordan múltiples factores a la vez (inactividad física, obesidad, enfermedades no transmisibles). Actúa en varios niveles, como el individual, familiar, comunitario y ambiental, para generar cambios sostenibles. Esto incluye intervenciones educativas, programas de actividad física, mejoras en la infraestructura comunitaria y políticas de salud pública. Se implementan acciones diversificadas, como la educación en hábitos saludables, el fomento de la actividad física con programas accesibles, la modificación del entorno para facilitar el acceso a estos hábitos y la promoción de la participación comunitaria.

El modelo también fomenta la colaboración multisectorial entre educación, salud, gobierno, organizaciones comunitarias y el sector privado. Además, utiliza un enfoque personalizado y culturalmente apropiado, adaptándose a las necesidades y características de la población objetivo, teniendo en cuenta factores culturales, recursos disponibles y patrones de comportamiento locales.

Según Rivas y Rodríguez-Martín (2020), las intervenciones que combinan componentes educativos, tecnológicos y de apoyo social han demostrado ser efectivas para incrementar la actividad física en diversos grupos etarios, especialmente en adultos mayores. Este enfoque permite superar las barreras presentes en el entorno cotidiano, facilitando la adopción de un estilo de vida más activo. No obstante, es importante señalar que existe cierta controversia respecto a la eficacia de las intervenciones multicomponente, ya que algunos estudios no han confirmado su impacto en la promoción de la actividad física.

Algunos ejemplos exitosos de programa multicomponentes son:

Shape Up Somerville" (EE.UU.): Este programa implementado en Somerville, Massachusetts. Fue diseñado para combatir la obesidad infantil mediante la implementación de varias estrategias simultáneas: cambios en los menús escolares, programas de educación nutricional, iniciativas para aumentar la actividad física, y modificaciones en la infraestructura urbana, como la creación de senderos seguros para caminar y andar en bicicleta. Según Economos et al. (2007), después de tres años, el programa mostró una reducción en el índice de masa corporal (IMC) de los niños, demostrando que los programas multicomponentes son efectivos para promover la salud en la comunidad.

Agita São Paulo (Brasil), el programa promueve la actividad física a través de intervenciones comunitarias, campañas de concientización y cambios en las políticas públicas. Se realizaron actividades masivas, como caminatas y eventos comunitarios, y se promovieron espacios de ejercicio en entornos laborales y educativos. De acuerdo con Matsudo et al. (2006), este programa resultó en un aumento del 70% en la población que cumplía con las recomendaciones de actividad física, evidenciando el impacto de los enfoques multicomponentes.

d. Teoría del Comportamiento Planificado

La Teoría del Comportamiento Planificado (Ajzen, 1991) plantea que las actitudes, las normas subjetivas y la percepción de control sobre un comportamiento determinan la intención de una persona de realizar una acción, como la actividad física. Este enfoque teórico ha sido ampliamente utilizado en el diseño de programas de intervención orientados a modificar las percepciones de control relacionadas con la práctica del ejercicio. Un estudio realizado por Hagger et al. (2001) demuestra que las intervenciones comunitarias basadas en esta teoría pueden incrementar la actividad física al influir positivamente en las actitudes y en la percepción de las barreras para el ejercicio.

En la tabla 2 se presenta los componentes de la Teoría del Comportamiento Planificado (TCP) junto con ejemplos para promover estilos de vida activo.

Tabla 2. Componentes de la Teoría del Comportamiento Planificado

Componente	Descripción	Ejemplo
Actitud hacia el Comportamiento	Se refiere a las creencias y evaluaciones positivas o negativas sobre la realización de un comportamiento específico, como la actividad física.	Un programa comunitario para la promoción de la actividad física puede incluir talleres educativos que destaquen los beneficios de esta práctica, como la mejora de la salud y el bienestar general (Víquez et al., 2022).
Normas Subjetivas	Percepción de las presiones sociales para realizar o no un comportamiento. Se basa en las opiniones de personas significativas en el entorno del individuo.	En el entorno escolar, la participación de padres, maestros y compañeros en la promoción de la actividad física incrementa significativamente la probabilidad de que los estudiantes continúen involucrados en actividades deportivas (Rivas et al., 2020).
Control Percibido del Comportamiento	Percepción de la facilidad o dificultad para realizar un comportamiento, considerando factores como la disponibilidad de recursos, habilidades, tiempo y oportunidades.	Ofrecer acceso a instalaciones deportivas gratuitas o de bajo costo en una comunidad, como parques o gimnasios al aire libre, facilita que las personas realicen ejercicio, reduciendo las barreras percibidas (Rodríguez et al., 2019).
Intención de Comportamiento	Motivación personal para llevar a cabo una acción específica, influenciada por la actitud hacia el comportamiento, las normas subjetivas y la percepción de control sobre su realización.	Un programa de ejercicio grupal que genere compromiso entre los participantes, mediante objetivos compartidos y seguimiento de progreso, aumenta la intención de continuar con la actividad física.
Comportamiento Efectivo	Resultado final, que es la ejecución del comportamiento (en este caso, actividad física). El comportamiento efectivo está influenciado por la intención y el control percibido.	Un programa de caminatas semanales, donde los participantes establecen metas personales y son acompañados por entrenadores o monitores, puede aumentar significativamente el número de personas físicamente activas (Víquez et al., 2022).

Fuente: elaboración propia basado en (Víquez et al., 2022), (Rivas et al., 2020), (Rodríguez et al., 2019).

e. Teoría Social-Cognitivo

La teoría social-cognitiva, desarrollada por Bandura (1986), destaca la importancia de la autoeficacia y el refuerzo social para adoptar un estilo de vida activo. Explica cómo los factores personales, ambientales y conductuales interactúan para influir en el comportamiento humano, incluyendo la adherencia a la actividad física. Este modelo se basa en la premisa del determinismo recíproco, donde las acciones de una persona son influenciadas por sus creencias y experiencias, así como por el entorno social y físico (Bandura, 2001).

Las intervenciones que fomentan la autoeficacia a través de programas comunitarios, como el establecimiento de metas y la retroalimentación positiva, han demostrado ser eficaces para aumentar los niveles de actividad física. Según McAuley et al. (2011), las intervenciones basadas en esta teoría han tenido éxito en diversos entornos, desde escuelas hasta comunidades de adultos mayores, lo que subraya su aplicabilidad universal.

Figura 4. Componentes de la teoría Social-Cognitivo

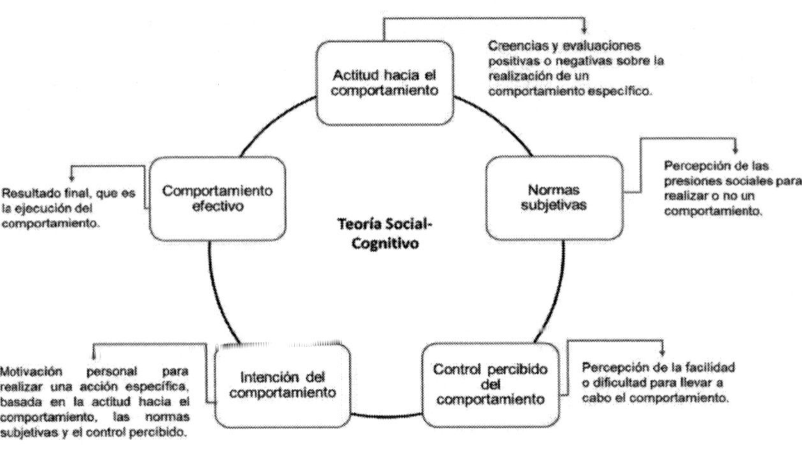

Fuente: Elaboración propia basado en Bandura, (2001).

f. Modelo de participación comunitaria.

El modelo de participación comunitaria es clave para garantizar el éxito de las intervenciones en salud. Este enfoque resalta la importancia de involucrar activamente a la comunidad en el diseño, implementación y evaluación de programas de actividad física. Según Baeza et al. (2024), la cohesión social y el apoyo comunitario son factores determinantes para mejorar la salud física y mental, especialmente en poblaciones vulnerables. La participación de los miembros de la comunidad no solo incrementa la efectividad de las intervenciones, sino que también promueve un sentido de pertenencia y una responsabilidad compartida hacia el bienestar colectivo.

Entre sus características destacan:

Empoderamiento comunitario: Se centra en potenciar las capacidades de la comunidad para que pueda tomar decisiones informadas y llevar a cabo acciones que fomenten la actividad física.

Participación: La comunidad participa en todas las etapas del programa, desde la identificación del problema y la formulación de estrategias hasta la evaluación de los resultados. esta participación fomenta un sentido de pertenencia y aumenta la probabilidad de éxito del programa.

Cultura y contexto local: valora las particularidades culturales, sociales y económicas de la comunidad.

Co-creación de soluciones: Los programas se diseñan de manera colaborativa entre los expertos en salud y la comunidad a fin de generar soluciones adaptadas a las realidades locales.

Como ejemplo se tiene un programa de caminatas diarias que se organiza y dirige por los propios miembros de una comunidad, donde estos participan en la planificación de rutas, horarios, y promueven la actividad física entre sus vecinos.

Otro ejemplo es el programa "Active Living by Design" en Estados Unidos, que aplica el modelo ecológico para crear entornos propicios para el ejercicio en diversas comunidades. King et al. (2002) informan que estos programas no solo incrementaron los niveles de actividad física en las comunidades objetivo, sino que también mejoraron la salud general y la cohesión social.

Recapitulando, los modelos teóricos desempeñan un papel fundamental en la promoción de estilos de vida activos y saludables, ya que proporcionan una base sólida para el diseño, implementación y evaluación de intervenciones respaldadas por evidencia científica. Comprender los factores que influyen en el comportamiento permite desarrollar programas más efectivos y sostenibles que no solo motivan a las personas a incrementar su actividad física, sino que también transforman sus entornos, asegurando así un cambio duradero. En definitiva, estos modelos constituyen el marco necesario para afrontar los desafíos globales de la inactividad física y sus impactos en la salud, destacando la importancia de adoptar un enfoque integral en la promoción de estilos de vida activos.

2. Programa de intervención comunitaria para fomentar estilos de vida activo

Los programas de intervención comunitaria están diseñados para su implementación en entornos locales, con el objetivo de incentivar la participación de los miembros de la comunidad. Estas iniciativas promueven un estilo de vida activo a través de enfoques inclusivos y accesibles, adaptados a personas de todas las edades y niveles de habilidad. Resultan especialmente atractivos porque se centran en mejorar los factores de riesgo para la salud, beneficiando a la población en su conjunto.

Estos programas buscan aumentar los niveles de actividad física y contribuir a la prevención de enfermedades no transmisibles, tales como la diabetes tipo 2, enfermedades cardiovasculares, accidentes cerebrovasculares, hipertensión arterial, enfermedades respiratorias crónicas, obesidad y otros trastornos asociados a estilos de vida sedentario

(Narro, 2018). Además, promueven el bienestar emocional y la cohesión social garantizando un acceso equitativo a oportunidades de ejercicio. A su vez fomentan la creación de un entorno saludable que favorezca hábitos sostenibles a lo largo del tiempo.

Los programas de intervención comunitaria enfocados a la fomentar estilos de vida activo se caracterizan:

Por su alcance: Involucra a un grupo amplio de personas dentro de la comunidad abarcando a distintos segmentos de la población (niños, niñas, adultos, personas mayores) mediante actividades grupales, recreativas y educativas.

Por su enfoque: El enfoque de una intervención puede ser preventivo o correctivo dependiendo del objetivo que se busca. Es *preventivo,* cuando se centra en la promoción de la salud y prevención de enfermedades antes de que aparezcan y suelen ser más eficaces y menos costosas a largo plazo. Es *correctivo,* cuando los problemas de salud se han manifestado y se busca mejorar las condiciones existentes mediante la actividad física ayudando a gestionar los efectos que ha ocasionado dichas condiciones como por ejemplo el control de peso en personas con obesidad. Estas intervenciones preventivas y correctivas pueden ser complementarias para diseñar programas de intervención comunitaria considerando el contexto especifico de la población y sus necesidades (Pratt et al., 2020). Según King et al. (2015) los programas de intervención comunitaria con enfoque integral que combina actividades de sensibilización, educación, infraestructura, políticas públicas, aspectos sociales y ambientales son consideradas como exitosas y promueven una actividad física a largo plazo.

Por su Participación: La participación de los diversos segmentos de la población es esencial para asegurar la sostenibilidad del programa. Las intervenciones dirigidas a promover la actividad física y un estilo de vida activo deben involucrar a las personas en el diseño, implementación y evaluación del programa. Al hacerlo, se garantiza que quienes participan de manera activa contribuyan a la efectividad de la intervención y fomenten cambios de comportamiento más duraderos (Morgan et al., 2016).

Por su contexto: Los programas de intervención comunitaria enfocadas a la actividad física deben tener en cuenta las necesidades económicas, sociales, culturales y ambientales de la comunidad. Las estrategias y acciones diseñadas deben adaptarse a las necesidades locales y recursos disponibles. Los parques, instalaciones deportivas, espacios urbanos son fundamentales para la intervención (Sallis et al., 2012).

Por la duración de la intervención: Se refiere al tiempo total que se planifica para la implementación del programa, el cual varía según el objetivo específico y está directamente relacionado con la efectividad y sostenibilidad de los resultados obtenidos. Las intervenciones de mayor duración con una implementación de seis meses suelen ser más efectivas debido a que proporcionan más tiempo para que los participantes internalicen los beneficios de la actividad física y la conviertan en un hábito permitiendo una mayor adaptación y adherencia, mientras los programas de corta duración tienden a tener un impacto limitado (Lesorogol et al., 2022; Heath et al., 2012). También es importante considerar que la duración de la intervención debe ir acompañada con fases de mantenimiento y seguimiento para evitar la regresión en los niveles de actividad física una vez que finalice el programa formal (Brown y Trost, 2004).

Por su intervención. Se refiere a las acciones planificadas y organizadas destinadas a mejorar la salud física de una comunidad, adoptando un enfoque participativo que involucra a sus miembros en el diseño del programa, de acuerdo con sus necesidades y preferencias. Según Ding et al. (2020), las intervenciones multicomponente que incluyen actividades educativas, promoción del entorno físico y fomento de hábitos saludables a través de redes sociales o grupos comunitarios son efectivas. Además, estas intervenciones deben ser inclusivas y equitativas, permitiendo la participación de todos y maximizando los beneficios para la salud en toda la población. Asimismo, es fundamental evaluar la intervención de manera continua, tanto durante como después del programa, para ajustar las estrategias y asegurar el cumplimiento de los objetivos establecidos.

2.1. Ventajas y desventajas de los programas de intervención comunitaria.

Los programas de intervención comunitaria son considerados como efectivas para mejorar los niveles de actividad física y en diversas poblaciones, entre sus principales ventajas y desventajas que se deben considerar al momento de planificar e implementar son:

Ventajas:

Mayor participación comunitaria: La participación de la comunidad en el diagnóstico de necesidades y en la implementación de programas contribuye a fortalecer el sentido de pertenencia y empoderamiento. Además, aumenta la probabilidad de que los miembros de la comunidad se sientan motivados a involucrarse en las actividades. Según Gelius et al. (2020), las intervenciones comunitarias que integran activamente a los participantes tienden a ser más exitosas y generar mayor adherencia, ya que responden a sus necesidades específicas y se ajustan a las realidades sociales y culturales de la comunidad.

Mejora del entorno físico y social: Estos programas fomentan la mejora de la infraestructura, incluyendo parques, espacios recreativos y ciclovías, con el objetivo de facilitar el acceso y aumentar los niveles de actividad física en la población.

Sostenibilidad a largo plazo: Los programas de intervención que involucran a la población y promueven espacios para la actividad física tiene mayor probabilidad de generar un impacto duradero. Incluso pueden seguir beneficiando a la comunidad una vez que el programa ha finalizado. Como mencionan Gelius, Messing & Show, (2020) y Gelius & Pfeifer, (2022), los programas que fomentan redes de apoyo social y adaptan sus estrategias a las necesidades de la comunidad tienen más éxito en mantener los niveles de actividad física en la población.

Reducción de desigualdades en salud: Los programas comunitarios promueven la participación equitativa de los miembros de la comunidad, sin importar su nivel socioeconómico, género, etnia o acceso previo a recursos.

Desventajas:

Complejidad en la implementación: Hacer participar a toda una comunidad requiere de tiempo y recursos para realizar un diagnóstico adecuado, especialmente si es necesario construir o mejorar la infraestructura física. Además, es fundamental contar con los recursos humanos y financieros necesarios para mantener las actividades a lo largo del tiempo. Según Hunter et al. (2019) aunque las intervenciones pueden ser efectivas, también son costosas y requieren un compromiso a largo plazo por parte de los gobiernos y organizaciones locales para garantizar su sostenibilidad.

Variabilidad en la efectividad: la efectividad de los programas de intervención comunitaria puede variar dependiendo del contexto. Muchas veces los factores socioeconómicos, culturales, las condiciones locales pueden afectar el éxito del programa, incluso debido a su enfoque de cambio comunitario los resultados pueden tardar más en ser visibles en comparación a los programas enfocados más en el individuo. Según Sallis et al. (2020), la variabilidad en los resultados de los programas comunitarios es común, ya que la efectividad depende de la adecuación a las características específicas de la comunidad. Además, un programa exitoso en una comunidad podría no tener el mismo impacto en otra.

Dificultad para mantener el compromiso a largo plazo: La planificación, implementación y evaluación del programa comunitario puede ser costosa y requiere un compromiso sostenido. Los programas comunitarios suelen ser efectivos a corto plazo, pueden enfrentar desafíos en la motivación y el compromiso de los participantes a largo del tiempo. Además, barreras como la falta de tiempo o recursos pueden afectar la sostenibilidad del programa (Bioye, et al., 2013).

2.2. Tipos de programas de intervención comunitaria para un estilo de vida activo

Los programas de intervención comunitaria son iniciativas que buscan mejorar la salud pública y promover el bienestar y la cohesión social a través de diversas actividades y ejercicio físicos. Se basan en la participación colectiva con el fin de crear hábitos saludables, prevenir enfermedades y mejorar la calidad de vida de los individuos de la comunidad. Existen diferentes tipos de programas comunitarios en actividad física con características específicas que varían según su objetivo, método y población a la que se dirige. A continuación, se presentan algunos tipos de estos programas.

Programa de promoción de la salud: Estos programas están diseñados para prevenir enfermedades crónicas no transmisibles y fomentar estilos de vida saludables mediante la promoción de la actividad física, una alimentación equilibrada y la educación en salud. Están dirigidos tanto a individuos como a comunidades, alentando la participación en la transformación de su propia realidad. Su enfoque trasciende la mera prevención de enfermedades, buscando influir positivamente en las actitudes y comportamientos relacionados con la salud. Según Heath et al. (2012), la implementación de programas comunitarios basados en ejercicio físico puede reducir la prevalencia de enfermedades crónicas no transmisibles, particularmente en poblaciones vulnerables y de bajos recursos, a través de estrategias diversas y adaptadas a sus necesidades.

Programas de Intervención Basados en la Familia: Este tipo de programas involucra a varios miembros de la familia en actividades físicas, promoviendo la práctica del ejercicio, la cohesión familiar y el desarrollo de hábitos saludables desde una perspectiva colectiva. Se caracterizan por ser inclusivos y accesibles con el objetivo de educar y sensibilizar a las familias sobre los beneficios de la actividad física y como integrarla en su vida diaria. Además, fomentan la participación familiar en actividades físicas para fortalecer lazos, mejorar la comunicación y disfrutar de tiempo de calidad juntos. Estos programas son adaptables y flexibles a las necesidades y preferencias de cada familia. La participación familiar es factor fundamental para la adherencia al ejercicio físico, así como para fortalecer el vínculo familiar y mantener la actividad física a largo plazo (Barr-Anderson & Adams, 2013, como se citó en Brown, 2016).

Programas de Intervención Escolar-Comunitaria: Involucra a estudiantes, familias y personal docente creando un ambiente favorable para la adopción de hábitos saludables y promoviendo el bienestar integral de la comunidad escolar (Smith, et al., 2017). Estos programas se caracterizan por tener un enfoque integral que combinan estrategias de manera holística a las necesidades de salud y bienestar de los estudiantes y familias. Involucra la participación de la comunidad tanto escolar como familiar para asegurar la sostenibilidad del programa. Promueve la actividad física en horario escolar y extracurricular e incluye componentes educativos que informan sobre la importancia de la actividad física y como integrarla en su estilo de vida.

Estos programas pueden ser efectivos para desarrollar conductas relacionados a los estilos de vida saludable en niños(as) y adolescentes. Algunas intervenciones realizadas por Raiman et al. (2012) y Padilla-Vinueza et al. (2022) muestran cambios de tendencia en la obesidad infantil. Además, mejoras en el nivel de actividad física, mejoras en hábitos alimentarios, reducción de sedentarismo (Hoelscher, et al., 2012) y mejoras en el bienestar físico y mental (Carson, et al., 2014, como se citó en Elliot, et.al., 2022).

Programas de intervención para la inclusión social: Estos programas buscan integrar a todas las personas independientemente de su identidad de género, raza, etnia, religión, orientación sexual, discapacidad y condición económica en actividades físicas, recreativas y deportivas. Según Bauman et al. (2012) la actividad física en entornos comunitarios ayuda a mejorar las relaciones sociales entre los participantes, fomenta la equidad y reduce las barreras económicas, sociales y físicas.

Programas de Sostenibilidad Ambiental: Estas iniciativas combinan la promoción de la actividad física con acciones orientadas a reducir el impacto ambiental. Su objetivo es aumentar la conciencia ambiental y fomentar prácticas sostenibles en actividades deportivas y recreativas, promoviendo un estilo de vida activo y responsable. Además, estos programas educan a la población sobre la importancia de minimizar la huella ecológica y contras.

Un ejemplo exitoso es el programa ciclorrutas en Bogotá, Colombia, que se ha consolidado como una de las iniciativas más destacadas en América Latina, y ha facilitado a miles de personas (por año un estimado de 600.000 a 1.750.000 participantes) utilizar la bicicleta como su principal medio de transporte. Este enfoque ha contribuido en la reducción de las emisiones de carbono y ha mejorado la salud pública al promover a actividad física diaria (Mejía-Arbeláez et al., 2021).

Otro ejemplo destacado es el programa "Muévete en Bici" (MEB) de la Ciudad de México, una iniciativa gubernamental que promueve la movilidad sostenible y la actividad física a través del uso de la bicicleta. Este programa forma parte de una estrategia más amplia destinada a reducir la contaminación, fomentar la salud pública y mejorar la calidad de vida de los ciudadanos, incentivando formas de transporte activas y respetuosas con el medio ambiente. Se estima que, en promedio, 21,000 personas participan en el programa cada domingo (Mejía-Arbeláez et al., (2021).

Figura 5. Características de programa con enfoque ambiental.

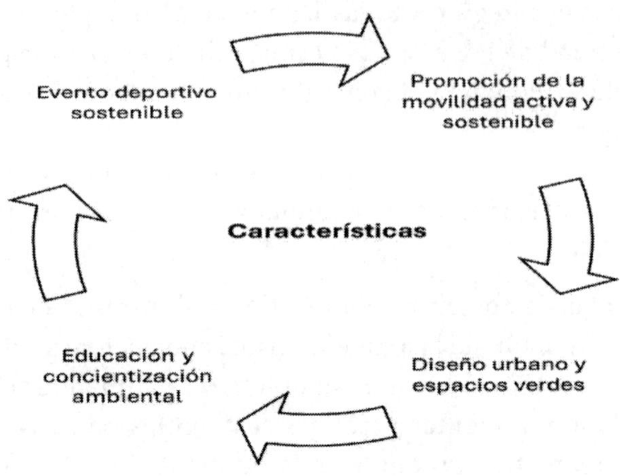

Fuente: Elaboración propia

3. Estrategia de intervención para fomentar un estilo de vida activo.

Los programas de intervención comunitaria se han consolidado como una estrategia fundamental para promover estilos de vida activos a nivel colectivo, impulsando la salud física y el bienestar general. Estas intervenciones trascienden las acciones individuales al centrado en generar cambios colectivos mediante la transformación de entornos y comportamientos, incentivando la práctica regular de actividad física. La Organización Mundial de la Salud (OMS) destaca que las comunidades desempeñan un papel crucial en la promoción de la salud, ya que un enfoque comunitario permite influir en diversos determinantes sociales, económicos y ambientales que impactan los niveles de actividad física (OMS, 2018).

Enseguida se presenta algunos ejemplos de programas exitosos que fomentan un estilo de vida activo:

Programa "Más Personas Activas Para un Mundo Más Sano"

El programa es impulsado por la Organización Mundial de la Salud (OMS) en 2018, busca promover un estilo de vida activo mediante la reducción del sedentarismo y el fomento de la actividad física en todas las edades. Su contribución radica en la implementación de políticas y estrategias que incentiven la actividad física diaria, como el desarrollo de entornos urbanos accesibles y seguros para caminar, andar en bicicleta y realizar deportes. Asimismo, el programa destaca la importancia de la inclusión de la actividad física en los sistemas educativos y laborales, proporcionando oportunidades para que las personas integren el movimiento en su rutina diaria, lo que contribuye a la prevención de enfermedades no transmisibles (ENT) como la diabetes, enfermedades cardiovasculares y algunos tipos de cáncer.

Este programa destaca la importancia del trabajo colaborativo entre gobiernos, el sector privado y organizaciones comunitarias para el diseño e implementación de políticas públicas que fomentan estilos de vida activos y saludables. Además de contribuir a la mejora de la salud física, el programa promueve el bienestar mental, ya que la práctica regular de actividad física está vinculada con la reducción del estrés y la mejora del estado de ánimo.

El plan de acción mundial establece cuatro objetivos estratégicos aplicables a todos los países, con el fin de implementar diversas iniciativas que reduzcan los niveles de inactividad física y los hábitos sedentarios:

- *Objetivo 1.* Crear una Sociedad Activa: Promover la adopción de normas y actitudes sociales positivas, así como informar a la comunidad sobre los múltiples beneficios de la actividad física.
- *Objetivo 2.* Crear Entornos Activos: Asegurar que todas las personas tengan acceso a espacios seguros para realizar actividad física, además de desarrollar lugares que promuevan y protejan los derechos de todos.

- *Objetivo 3*. Fomentar Poblaciones Activas: Estimular la creación de nuevos programas que faciliten la participación de personas de todas las edades y capacidades, ya sea en familia o de manera individual.
- *Objetivo 4*. Establecer Sistemas Activos: Invitar a los gobiernos a realizar inversiones que fortalezcan los sistemas necesarios para implementar medidas internacionales y nacionales efectivas que aumenten la actividad física y reduzcan el sedentarismo.

Como ejemplo, se tiene el caso del Reino Unido, donde se implementó un programa enfocado en crear infraestructuras para la actividad física y promover políticas que faciliten el acceso a entornos activos. Una iniciativa clave fue la inversión en la mejora de espacios verdes urbanos, lo que aumentó el acceso a áreas seguras para caminar y realizar actividades recreativas. Según un informe del NHS (2021), estas medidas resultaron en un incremento del 15% en el número de personas que realizan al menos 150 minutos de actividad física moderada por semana, acompañado de una reducción del sedentarismo, así como una disminución en los niveles de obesidad y enfermedades no transmisibles, como la diabetes tipo 2.

En caso de México, el programa "Más Personas Activas para un Mundo Más Sano" se implementó mediante iniciativas comunitarias y campañas educativas que promovían la actividad física en escuelas y espacios públicos. Una colaboración clave fue con el programa "Muévete", que creó "zonas activas" en áreas urbanas para ofrecer actividades físicas gratuitas, como aerobics y deportes (OMS, 2018). Según un informe del INSP (2020), esta iniciativa resultó en un aumento del 20% en la actividad física regular en comunidades urbanas, además de fomentar hábitos activos entre los estudiantes y reducir el sedentarismo infantil.

A continuación, la Tabla 3 presenta una selección de programas internacionales, incluyendo el nombre del programa, la institución o país que propone, sus objetivos, características y resultados.

Tabla 3. Programas Internacionales de Intervención Comunitaria en Actividad Física

Nombre del programa	Institución y País	Objetivo	Características	Resultados
Fit for life	UNESCO	Promover los estilos de vida saludables. Impulsar políticas deportivas, alianzas con el gobierno. Promover la salud mental.	Está diseñado para ayudar a las personas afectadas por el COVID-19 en su proceso de recuperación, así como para desarrollar estrategias políticas inclusivas que mejoren el bienestar de todos los jóvenes en el mundo.	Alianzas con instituciones públicas y privadas. Colaboraciones con universidades para la implementación de actividades deportivas.
Deporte y participación social	Instituto Nacional de Deportes de Chile	Incrementar la práctica regular y sistemática de la actividad física en jóvenes, adultos y aquellos que pertenecen a la tercera edad.	Estrategia de 5 hitos centrales: 1. Actividad física y deportiva 2. Deportes en pueblos originarios 3. Deporte en población privada de libertad 4. Deporte para personas en situación de discapacidad 5. Deporte en espacios públicos	Activaron 3 mil personas el día del lanzamiento
Programa Nacional de Prevención	Colaboración entre gobiernos, empresas y sociedad civil en los Países Bajos.	Promover y prevenir la salud en la atención médica, en el hogar, la escuela y el trabajo es esencial para reducir las enfermedades crónicas. Esto se realiza considerando seis prioridades de salud pública: tabaquismo, abuso de alcohol, diabetes, obesidad, depresión y actividad física.	Cinco dominios: 1.Escuela 2. Trabajo 3. Entorno de vida 4. Salud 5. Protección de salud abarca gran variedad de actividades de promoción y prevención de la salud.	En 2017, un total de 850 escuelas se transformaron en escuelas saludables. Además, mil clubes deportivos participaron en el programa. En 2016, 167 empresas se involucraron en el desarrollo de actividades para reducir el estrés laboral.

Fuente: elaboración propia basado en la UNESCO (2021), IND Chile (2023).

Programas de intervención de actividad física, deporte en México

En México, existen instituciones deportivas, tanto públicas como privadas, dedicadas a promover la actividad física, la cultura física, la recreación y el deporte. Para garantizar que estas instituciones cumplan con sus responsabilidades, el gobierno promulgó la Ley General de Cultura Física y Deporte, publicada en 2013 en el Diario Oficial de la Federación. Esta ley, de carácter público e interés social, establece en su artículo 2 las bases para la coordinación entre la Federación, las entidades federativas, los municipios y la Ciudad de México en materia de cultura física y deporte.

Entre sus principales objetivos, la ley busca fomentar la práctica de la actividad física y el deporte como medios para preservar la salud, prevenir enfermedades y delitos, y garantizar la igualdad de oportunidades en el acceso a programas deportivos. Esto incluye a todas las personas, sin distinción de género, condición social, discapacidad o edad. Además, la ley subraya la importancia de que las instituciones deportivas colaboren en programas diseñados para atender tanto las necesidades individuales como las sociales de la población mexicana.

Para lograr un desarrollo deportivo efectivo, es crucial impulsar investigaciones, contar con una infraestructura adecuada y establecer sistemas de financiamiento y procesos administrativos eficientes. Estos elementos son fundamentales para fortalecer las bases del deporte en México y garantizar su accesibilidad y sostenibilidad.

En la Tabla 4 se presentan diversos programas de actividad física y deporte que se implementan en México. Estas iniciativas, desarrolladas por organizaciones deportivas, tienen como objetivo fomentar y promover estilos de vida saludables en diferentes poblaciones.

En la Tabla 5 se presentan diversos programas de actividad física y deporte que se implementan en el estado de Baja California. Estas iniciativas, desarrolladas por organizaciones deportivas, tienen como objetivo fomentar y promover estilos de vida activo en diferentes poblaciones.

Tabla 4. Tabla programas de intervención de actividad física y deporte en México

Programa	Institución	Objetivo	Características	Resultados
Muévete	Comisión Nacional de Cultura Física y Deporte CONADE	Fomentar a nivel nacional el desarrollo de la cultura física por medio de la activación física en la población en general desde los niños(as) hasta mayores de 65 años y más de forma incluyente, a través de la masificación de la activación física.	Programa nacional con 4 modalidades: 1. Muévete Escolar 2. Muévete laboral 3. Muévete población Abierta Tu Zona Muévete y Activación Física Masiva 4. Red Nacional de Comunidades en Movimiento	En 2022, se lograron las siguientes acciones: **a. Capacitación y Donación de Material:** La CONADE, en colaboración con la National Football League México, brindó capacitaciones y donó material para fomentar el deporte de tochito bandera, beneficiando a 1,021 escuelas y alcanzando a 200,000 alumnos. **b. Pausas Activas en el Trabajo:** En coordinación con INDET, se implementaron pausas activas en 247 centros de trabajo, activando a 156,524 empleados. Además, se llevaron a cabo los 50 Juegos Deportivos y Recreativos de los Trabajadores, con la participación de 2,000 deportistas en 11 disciplinas en 27 entidades del país. c. Eventos Masivos: Se realizaron 52 eventos masivos que atrajeron a un total de 84,905 personas de diversas edades, incluyendo la participación de 10,400 personas en actividades específicas.
Centros del Deporte Escolar y Municipal	Comisión Nacional de Cultura Física y Deporte (CONADE)	El Programa Nacional de los Centros del Deporte Escolar y Municipal busca fomentar la iniciación y formación deportiva en las	1. Centros de Convivencia Deportiva: Masificación del deporte.	a. En el año 2016 se activaron 1,551 centros deportivos (sector escolar y municipal) en 1,125 municipios.

		comunidades a través de un enfoque masivo, organizado y sistemático. Su objetivo es promover hábitos deportivos y reducir comportamientos sedentarios.	2. Iníciate en el Deporte: Se realizan actividades de torneos, campamentos de verano. 3. Inclusión al Deporte y Formación y Competencia: Actividades como ligas deportivas y clubes oficiales municipales y escolares.	b. Se atendieron a 850,375 personas c. En el 2018, se capacitaron a 3,000 entrenadores y promotores deportivos.
Programa Nacional de Activación Física para la Salud	Instituto Mexicano de Seguro Social (IMSS)	Promover la actividad física para mantener y mejorar la salud física y mental, incentivando la participación en actividades deportivas, lúdicas, recreativas y educativas diseñadas para la población.	El programa incluye diversas estrategias, tales como talleres, torneos, eventos deportivos y actividades recreativas.	En 2024, se implementarán 18 disciplinas, se ofrecerán 15 talleres, 52 cursos deportivos y 28 actividades físicas en los Centros de Seguridad Social y unidades deportivas.
Gimnasios urbanos	INDEFORTE Ciudad de México- Consejo de la comunicación	Promover una vida saludable, estableciendo la recreación y la práctica de la actividad física como el medio para mejorar la calidad de vida.	Los gimnasios urbanos cuentan con un circuito de 10 aparatos diseñados para ayudar a los usuarios a ejercitarse.	Los gimnasios urbanos se encuentran en 16 alcaldías de la ciudad de México y Estado de México, existen 144 instalados en explanadas y parques públicos.

Fuente: Elaboración prop a basado en CONADE (2023), IMSS (2022), Consejo de la comunicación (2024).

Tabla 5. Programas de intervención comunitaria de actividad física en el Estado de Baja California

Programa	Institución	Objetivo	Características	Resultados
Departamento Cultura física y deportiva	Instituto del Deporte y la Cultura Física del Estado de Baja California (INDEBC)	Fomentar la práctica de actividades físicas deportivas y recreativas que favorezcan la inclusión social, la integración familiar y la mejora en la salud de la población baja californiana.	1.Activación en preescolares y escuelas. 2.Promoción de la actividad física y el deporte masivo en las comunidades para fomentar estilos de vida saludables y prevenir delitos. 3.Implementación de programas de deporte adaptado para personas con discapacidad.	Meta anual: a. Activar a 140,000 niñas y niños. b. Activar a 850,000 mujeres y hombres. c.Desarrollar el deporte adaptado para atender a 60 niñas, niños y jóvenes.
Entornos Laborales Saludables	Secretaria de Salud de Baja California	El programa de certificación de entornos laborales saludables tiene como finalidad contribuir a la reducción de los índices de sobrepeso y obesidad en la población trabajadora.	Invitan a las empresas del sector público y privado a implementar estrategias y acciones que mejoren la salud y el bienestar de sus trabajadores. El programa ofrece diversas actividades, como capacitaciones, talleres, pausas activas y sesiones de activación física.	En 2023, se intervinieron 392 entornos en comunidades y empresas.
Cambiando Hábitos	Instituto Municipal del Deporte y la Cultura Física del Mexicali (IMDECUF)	Promover un estilo de vida saludable en la población cachanilla es una estrategia que comienza con la atención a niños(as) en edades	Entre las actividades recreativas se incluyen: matrogimnasias, rallys, festivales deportivos, circuitos de acción motriz, torneos recreativos, mañanas deportivas, masterclasses, cursos, pláticas, talleres y congr	En 2023, se lograron atender 90 mil personas.

		tempranas, como en preescolares y primarias, a través de diversas actividades recreativas.	esos, así como capacitaciones, entre otros.	
Más deporte en mi colonia	Instituto Municipal del Deporte y Recreación de Ensenada (INMUDERE).	Buscan cultivar la pasión por el deporte en todo el municipio en las diferentes edades por medio de torneos, competencias y eventos deportivos de los diferentes deportes, creando espacios familiares y de competitividad, donde los participantes pueden descubrir sus talento y potencial.	ofrecen diferentes eventos deportivos, competencias, torneos.	Entre 2021 y 2024, se registró un total de 12,000 participantes.
Fitness de Semana en UABC	Facultad de Deportes Campus Tijuana	Promover y fomentar los estilos de vida saludables en la comunidad tijuanense, por medio de un programa de actividad física y deporte, generando así un espacio de convivencia deportiva, recreativa, y familiar, además de esparcimiento y uso de tiempo libre.	El programa consiste en brindar a la comunidad diferentes actividades deportivas y recreativas para todas las edades entre estas carreras de obstáculos, clases muestras de diferentes deportes, espacios adaptados donde las personas puedan andar corriendo o en bicicleta entre otras actividades.	Desde enero hasta octubre de 2024, más de 2,000 personas han participado en los diferentes eventos.

Fuente: Elaboración propia INDEBC, (2023), Secretaría de Salud de Baja California (2023), IMDECUF, (2023), INMUDERE, (2023).

4. Participación y Empoderamiento Comunitario

Las estrategias destinadas a fomentar estilos de vida activos deben facilitar el desarrollo de habilidades de autonomía y la autogestión, así como la creación de entornos estimulantes y seguros. Además, es fundamental fortalecer la capacidad comunitaria y el apoyo social, resignificar los imaginarios culturales que actúan como obstáculos para la promoción y desarrollo de estilos de vida activo en diversas poblaciones. También es crucial promover la políticas participativas, equitativas e inclusivas en los ámbitos de la vida familiar, ciudadana, laboral, así como en momentos de ocio, transporte y actividades cotidianas.

El empoderamiento juega un papel fundamental en la sostenibilidad de las intervenciones dirigidas a promover un estilo de vida activo, ya que involucra a las personas en el proceso de cambio en las normas y comportamientos colectivos. Al proporcionarles las herramientas y la autonomía necesarias, se les capacita para tomar decisiones informadas y mantener hábitos saludables a largo plazo.

A continuación, se presentan algunas estrategias clave respaldadas por la literatura:

Figura 6. Estrategias para fomentar la participación de la comunidad.

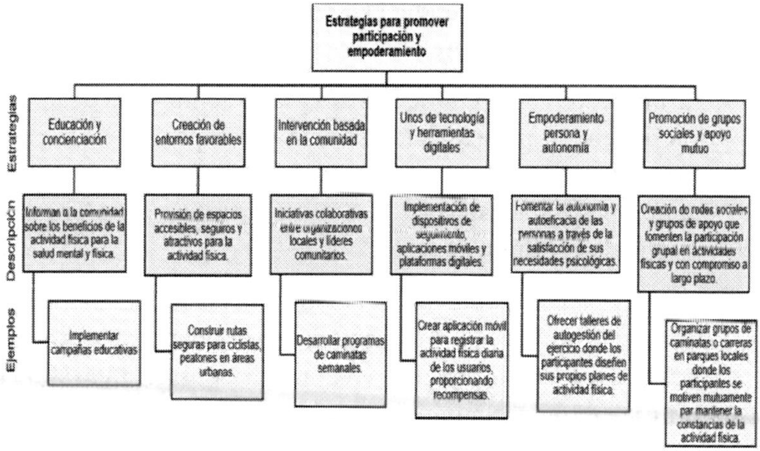

Estrategias para promover participación y empoderamiento

Estrategias	Educación y concienciación	Creación de entornos favorables	Intervención basada en la comunidad	Unos de tecnología y herramientas digitales	Empoderamiento persona y autonomía	Promoción de grupos sociales y apoyo mutuo
Descripción	Informan a la comunidad sobre los beneficios de la actividad física para la salud mental y física.	Provisión de espacios accesibles, seguros y atractivos para la actividad física.	Iniciativas colaborativas entre organizaciones locales y líderes comunitarios.	Implementación de dispositivos de seguimiento, aplicaciones móviles y plataformas digitales.	Fomentar la autonomía y autoeficacia de las personas a través de la satisfacción de sus necesidades psicológicas.	Creación de redes sociales y grupos de apoyo que fomenten la participación grupal en actividades físicas y con compromiso a largo plazo.
Ejemplos	Implementar campañas educativas	Construir rutas seguras para ciclistas, peatones en áreas urbanas.	Desarollar programas de caminatas semanales.	Crear aplicación móvil para registrar la actividad física diaria de los usuarios, proporcionando recompensas.	Ofrecer talleres de autogestión del ejercicio donde los participantes diseñen sus propios planes de actividad física.	Organizar grupos de caminatas o carreras en parques locales donde los participantes se motiven mutuamente par mantener la constancias de la actividad física.

Fuente. Elaboración propia.

Reflexiones finales

Los programas de intervención comunitaria se han convertido en herramientas esenciales para promover estilos de vida activos, enfatizando la necesidad de enfoques integrales, inclusivos y sostenibles. Estas estrategias a nivel comunitario permiten la transformación de hábitos más allá del cambio individual, fomentando una cultura de salud que beneficia tanto a las personas como a las comunidades enteras.

La integración de modelos teóricos, como los enfoques ecológicos y transteóricos, ofrece una base sólida para entender los factores complejos que afectan la adopción de estilos de vida saludables. Estos modelos permiten diseñar programas adaptados a las necesidades específicas de la población, garantizando un enfoque más eficaz. El capítulo también destaca que los programas exitosos a menudo combinan intervenciones educativas, políticas públicas, mejoras de infraestructura y creación de redes de apoyo social.

Los aspectos clave destacados en el capítulo incluyen:

- *Enfoque integral:* Las intervenciones más exitosas adoptan una estrategia de múltiples componentes, que abarca aspectos educativos, ambientales, sociales y políticos. Esta perspectiva holística reconoce que la conducta de actividad física está influenciada por múltiples factores interconectados.
- *Participación comunitaria:* El éxito y la sostenibilidad del programa dependen principalmente de la participación de la comunidad en todas las etapas, desde el diseño hasta la evaluación. La apropiación local de las iniciativas fortalece el compromiso y asegura la continuidad.
- *Adaptación contextual:* La efectividad de los programas está estrechamente vinculada a su capacidad de adaptarse a las características específicas de cada comunidad, considerando aspectos culturales, socioeconómicos y ambientales particulares.

- *Diversidad de modelos:* El capítulo presenta varios modelos teóricos (ecológicos, transteóricos, multicomponentes) que brindan marcos conceptuales sólidos para el diseño e implementación de intervenciones. Cada modelo ofrece perspectivas valiosas que pueden complementarse entre sí.
- *Evidencia de impacto:* Los casos presentados, tanto internacionales como nacionales, demuestran que las intervenciones comunitarias bien diseñadas pueden lograr cambios significativos en los patrones de actividad física y la salud pública en general.

En conclusión, promover estilos de vida activos requiere un enfoque integral que implique el compromiso constante de todos los actores sociales y una perspectiva que reconozca la actividad física como un pilar fundamental del bienestar individual y comunitario. La evidencia recopilada en diversos contextos muestra que las iniciativas comunitarias bien planificadas y ejecutadas pueden desempeñar un papel decisivo en la transición de comportamientos sedentarios hacia estilos de vida más activos, contribuyendo a mejorar la salud general y la calidad de vida de las poblaciones.

Referencia bibliográfica

Adams, J., & White, M. (2005). Why don't stage-based activity promotion interventions work? *Health Education Research*, 20(2), 237-243. https://doi.org/10.1093/her/cyg105

Ajzen, I. (1991). The theory of planned behavior. Organizational Behavior and Human Decision Processes, 50(2), 179-211. https://doi.org/10.1016/0749-5978(91)90020-T

Baeza, C.F., Barra, B.A., Güida, C.D., Valenzuela, M. & Toffoletto, M.C. (2024). Intervención participativa comunitaria: necesidades de salud de personas mayores durante el período de la pandemia de la COVID-19. *Comunidad,* 26(1), 35-38. doi.org/10.55783/comunidad.260105

Bailey, A. P., Hetrick, S. E., Werge, T. M., Rickwood, D. J., & Parker, A. G. (2018). Treating depression with physical activity in adolescents and young adults: A systematic review and meta-analysis of randomised controlled trials. *Psychological Medicine, 48*(7), 1068-1083. https://doi.org/10.1017/S0033291717002653

Bandura, A. (2001). Social cognitive theory: An agentic perspective. *Annual Review of Psychology*, 52(1), 1-26. https://doi.org/10.1146/annurev.psych.52.1.1

Barbosa, H. & Urrea, A.M. (2018). Influencia del deporte y la actividad física en el estado de salud físico y mental: una revisión bibliográfica. *Revista Katharsis*, (25), enero-junio 2018, 141-159. http://revistas.iue.edu.co/index.php/katharsis

Bauman, A., Reis, R. S., Sarmiento, O. L., & Brownson, R. C. (2022). Evidence-based approaches to physical activity promotion: What we know and future directions. *American Journal of Preventive Medicine*, 63(1), 21-32. https://doi.org/10.1016/j.amepre.2022.01.010

Bauman, A., Reis, R., Sallis, J., Wells, J., Loos, R. & Martin, B. (2012). Correlates of physical activity: why are some people physically active and others not? *The Lancet*, 380(9838), 258-271. http://dx.doi.org/10.1016/S0140-6736(12)60735-

Bioye, A., Hajifathalian, K., & Danei, G. (2013). Do mass media campaigns improve physical activity? A systematic review and meta-analysis. *Systematic Review, 71*, 2–10. https://d-nb.info/1096828030/34

Bogantes, C. A., Araya, G. A., García, J. L., Reyes, P., Zelaya, C., Víquez, G. V., Valle. G. &Pastrana, R. (2022). Comparación del programa escuelas promotoras de paz sobre la autoeficacia hacia la actividad física en escolares de Honduras y Nicaragua. *Revista Ensayos Pedagógicos*, 17(2), 139-160. https://doi.org/10.15359/rep.17-2.7

Bolívar, C. D. J., González, A., González, M. C., Castaño, L. M., & Arango, J. E. R. (2023). Estrategias de prevención primaria para la obesidad infantil en entornos escolares: una revisión integrativa entre 2016-2021. *Paradigmas Socio-Humanísticos*, 4(2), 12-26. https://doi.org/10.26752/revistaparadigmassh.v4i2.673

Brown, H. E., Atkin, A. J., Panter, J., Wong, G., Chinapaw, M. J., & van Sluijs, E. M. (2016). Family-based interventions to increase physical activity in children: A systematic review, meta-analysis, and realist synthesis. *Obesity Reviews, 17*(4), 345–360. https://doi.org/10.1111/obr.12362

Brown, W. J., Trost, S. G., Bauman, A., Mummery, K., & Owen, N. (2004). Test-retest reliability of four physical activity measures used in population surveys. *Journal of Science and Medicine in Sport, 7*(2), 205–215. https://doi.org/10.1016/s1440-2440(04)80010-0

Comisión Nacional de Cultura Física y Deporte. (2023, septiembre 03). *Líneas de acción física, centros del deporte escolar y municipal y eventos deportivos nacionales.* Estrategia Nacional de Activación Física. Comisión Nacional de Cultura Física y Deporte. gob.mx (www.gob.mx).

Consejo de la Comunicación (25 de julio de 2024). *Gimnasios Urbanos.* https://liberate.mx.

Cooper, J., Murphy, J., Woods, C., Van Nassau, F., McGrath, A., Callaghan, D., Carroll, P., Kelly, P., Murphy, N., & Murphy, M.; Irish Physical Activity Research Collaboration (I-PARC). (2021). Barriers and facilitators to implementing community-based physical activity interventions: A qualitative systematic review. *International Journal of Behavioral Nutrition and Physical Activity, 18*(1), 118. https://doi.org/10.1186/s12966-021-01177-w.

Delgado, D.P. (2022). Consecuencias en salud de la inactividad física: Una revisión teórica. Psic-Obesidad, 11(44), 5-13. https://doi.org/10.22201/fesz.20075500e.2021.11.44.84415

Ding, D., Ramirez Varela, A., Bauman, A. E., Ekelund, U., Lee, I. M., Heath, G., Katzmarzyk, P. T., Reis, R., & Pratt, M. (2020). Towards better evidence-informed global action: Lessons learnt from the Lancet series and recent developments in physical activity and public health. *British Journal of Sports Medicine, 54*(8), 462–468. https://doi.org/10.1136/bjsports-2019-101001.

Economos, C. D., Hyatt, R. R., Goldberg, J. P., Must, A., Naumova, E. N., Collins, J. J., & Nelson, M. E. (2007). A community intervention reduces BMI z-score in children: Shape up Somerville first year results. *Obesity, 15*(5), 1325-1336. https://doi.org/10.1038/oby.2007.155

Eime, R. M., Young, J. A., Harvey, J., Charity, M. J., & Payne, W. R. (2013). A systematic review of the psychological and social benefits of participation in sport for children and adolescents: informing development of a conceptual model of health through sport. *The International Journal of Behavioral Nutrition and Physical Activity,* 10. https://doi.org/10.1186/1479-5868-10-98

Elliot, E., McKenzie, T., Mays, A., Beighele, E., Heidorn, B., & Lorenz, K. A. (2022). Comprehensive school physical activity programs: Roots and potential growth. *Journal of Physical Education, Recreation & Dance,* 90(5), 6-12. https://doi.org/10.1080/07303084.2022.2053472

García, A. J. & Froment, F. (2018). Beneficios de la actividad física sobre la autoestima y la calidad de personas mayores. Retos, 33, 3-9. www.retos.org

Gelius, P., & Pfeifer, K. (2022). Capabilities and transdisciplinary co-production of knowledge: Linking the social practices of researchers, policymakers, professionals and populations to promote active lifestyles. In L. Potvin & D. Jourdan (Eds.), *Global handbook of health promotion research* (Vol. 1). Springer, Cham. https://doi.org/10.1007/978-3-030-97212-7_16

Gelius, P., Messing, S., & Schow, D. (2020). What are affective policies for promoting physical activity? A systematic review of reviews. *Preventive Medicine Reports, 20,* 101095. https://doi.org/10.1016/j.pmedr.2020.101095

Glasgow, R. E., Vogt, T. M., & Boles, S. M. (1999). Evaluating the public health impact of health promotion interventions: The RE-AIM framework. *American Journal of Public Health, 89*(9), 1322-1327. https://doi.org/10.2105/AJPH.89.9.1322

González-Cifuentes, S. A., Domínguez-Sánchez, M. A., Gámez-Martínez, E. R., & Correa-Bautista, J. E. (2023). Efectividad de una intervención educativa sobre la construcción de comunidades activas y saludables, en Bogotá-Colombia. *Revista Iberoamericana de Ciencias de La Actividad Física y el Deporte,* 12(3), 85-102. https://doi.org/10.24310/riccafd.12.3.2023.17800

González-Viana, A., Ripoll-Redortra, R., Gómez-Santos, S., Violan, M., Ruvinat, M. & Cabezas, C. (2019). Implementación del día mundial de la actividad física en Cataluña. *Revista Esp Salud Pública,* 93, 1-9. https://www.sanidad.gob.es/

Gualpa-Lema, M. C., Minchala-Urgilés, R. E., & Estrella-González, M. d. l. Á. (2020). Actividad física en docentes de unidad educativa del cantón azogues. *Killkana Salud Y Bienestar,* 4(1), 33-40. https://doi.org/10.26871/killcana_salud.v4i1.594

Gutiérrez, J., Tovar, G., & Martínez, C. (2002). Intervenciones comunitarias sobre actividad física. *Colombia Médica,* 33(4), 169-174.

Hagger, M. S., Chatzisarantis, N. L., & Biddle, S. J. H. (2001). The influence of self-efficacy and past behaviour on the physical activity intentions of young people. *Journal of Sports Sciences,* (9), 711-725. https://doi.org/10.1080/02640410152475847

Heath, G. W., Parra, D. C., Sarmiento, O. L., et al. (2012). Evidence-based intervention in physical activity: Lessons from around the world. *The Lancet, 380*(9838), 272–281. https://doi.org/10.1016/S0140-6736(12)60816-2

Hoelscher, D. M., Springer, A. E., Ranjit, N., Perry, C. L., & Kelder, S. H. (2012). Reductions in child obesity among disadvantaged school children with community involvement: The Travis County CATCH trial. *Obesity, 18*(S1), S36-S44. https://doi.org/10.1038/oby.2009.430

Holt, N. L., Neely, K. C., Slater, L. G., Camiré, M., Côté, J., Fraser-Thomas, J., MacDonald, D., Strachan, L., & Tamminen, K. A. (2017). A grounded theory of positive youth development through sport based on results from a qualitative meta-study. *International Review of Sport and Exercise Psychology,* 10(1), 1–49. https://doi.org/10.1080/1750984X.2016.1180704

Hunter, R. F., Cleland, C., Cleary, A., Droomers, M., Wheeler, B. W., Sinnett, D., Nieuwenhuijsen, M. J., & Braubach, M. (2019). Environmental, health, wellbeing, social and equity effects of urban green space interventions: A meta-narrative evidence synthesis. *Environment International, 130*, 104923. https://doi.org/10.1016/j.envint.2019.104923

IMDECUF, (2023). *Cambiando hábitos.* https://hiptex.com.mx/noticias/49787/unen-esfuerzos-para-ampliar-el-programa-cambiando-habitos-en-la-poblacion.

IMSS, (2022, julio 22). *Programa nacional de activación física para la salud.* Programa Nacional de Activación Física para la Salud | Libérate (liberate.mx).

INDEBC, (2023). *Departamento de Cultura Física.* https://www.bajacalifornia.gob.mx/Documentos/coplade/planeacion/programas/POE-76-CXXIX-Programa%20Estatal%20de%20Cultura%20Fisica%20y%20Deporte.pdf

INEGI (24 de enero de 2024). Estadísticas de defunciones registradas (EDR). https://www.inegi.org.mx/contenidos/saladeprensa/boletines/2024/EDR/EDR2023_En-Jn.pdf.

INMUDERE, (2023). *Más deportes en mi colonia.* https://www.inmudere.com/programas

Instituto Nacional de Salud Pública (INSP). (2020). *Informe de resultados del programa Muévete: Una iniciativa del plan global de la OMS en México.*

Instituto Nacional del Deportes Ministerio del Deporte Chile, (2023). Chile se mueve. https://ind.cl/chile-se-mueve/.

Katzmarzyk, P. T., Friedenreich, C., Shiroma, E. J. & Lee, I.-M. (2022). Physical inactivity and non-communicable disease burden in lowincome, middle-income and high-income countries. *British Journal of Sports Medicine*, 56(2), 101-106. https://doi.org/10.1136/ bjsports-2020-103640.

King, A. C., Stokols, D., Talen, E., Brassington, G. S., & Killingsworth, R. (2002). Theoretical approaches to the promotion of physical activity: Forging a transdisciplinary paradigm. *American Journal of Preventive Medicine, 23*(2), 15-25. https://doi.org/10.1016/S0749-3797(02)00470-1

Lesorogol, C., Baumann, A.A., Eyler, A., Metzger, M.W., Reis, R.S., & Tabak, R.G. (2020). Construyendo comunidades saludables, diversas y prósperas. En Rank M.R. (Ed.), *Hacia una vida habitable: una agenda del siglo XXI para el trabajo social*, 211–231. Oxford University Press. Nueva York. 211-232

Matsudo, S. M., Matsudo, V. K., Araújo, T. L., Andrade, D. R., Oliveira, L. C., & Pratt, M. (2006). Time trends in physical activity in the state of São Paulo, Brazil: 1999-2003. *Medicine and Science in Sports and Exercise, 38*(5), 1133-1140. https://doi.org/10.1249/01.mss.0000218143.04125.b1

McAuley, E., Mullen, S. P., Szabo, A. N., White, S. M., Wójcicki, T. R., Mailey, E. L., Gothe, N. P., Olson, E. A., Voss, M., Erickson, K., Prakash, R. y Kramer, A. F. (2011). Self-regulatory processes and exercise adherence in older adults: Executive function and self-efficacy effects. *American Journal of Preventive Medicine*, 41(3), 284-290. https://doi.org/10.1016/j.amepre.2011.04.014

Mejía-Arbeláez, C., Sarmiento, O. L., Mora Vega, R., Flores Castillo, M., Truffello, R., Martínez, L., Medina, C., Guaje, O., Pinzón Ortiz, J. D., Useche, A. F., et al. (2021). Inclusión social y actividad física en programas de Ciclovía Recreativa en América Latina. *International Journal of Environmental Research and Public Health, 18*(2), 655. https://doi.org/10.3390/ijerph18020655

Mena, B. (2006). Análisis de experiencias en la promoción de la actividad física. *Revista Salud Pública*, 8 (Sup 2), 42-56. https://www.scielosp.org/article

Miranda, R. L., Pell del Río, S. M., & Viñet, B. (2020). Estrategia para la educación ambiental comunitaria en el Consejo Popular Vedado-Malecón. *Cub@: Medio Ambiente y Desarrollo*, 12(22). https://cmad.ama.cu/index.php/cmad/article/view/172

Moral, L. (2017). Teorías y modelos que explican y promueven la práctica de actividad física en niños y adolescentes. *Educación y Futuro*, 36, 177-208.

Morgan, F., Battersby, A., Weightman, A. L., Searchfield, L., Turley, R., Morgan, H., & Ellis, S. (2016). Adherence to exercise referral schemes by participants–what do providers and commissioners need to know? *BMC Public Health*, 16(1), 1-10. https://doi.org/10.1186/s12889-016-2860-1

Narro, J. R. (2018). *Enfermedades no transmisibles situación y propuesta de acción: Una perspectiva desde la experiencia de México*. Secretaría de Salud. https://www.gob.mx/

National Health Service (NHS). (2021). *Promoting physical activity: The UK's response to the WHO Global Action Plan on Physical Activity*. NHS.

Organización de las Naciones Unidas para la Educación, la Ciencia y la Cultura (UNESCO). (2021). *Fit for Life: el deporte promueve sociedades inclusivas, pacíficas y resilientes*. https://unesdoc.unesco.org

Organización Mundial de la Salud (16 de septiembre de 2023). Enfermedades no transmisibles. OMS. https://www.who.int/es/news-room/fact-sheets/detail/noncommunicable-diseases.

Organización Mundial de la Salud (2024). *Lograr el bienestar. Un marco mundial para integrar el bienestar en la salud publica utilizando un enfoque de promoción de la salud*. OMS. https://iris.who.int/bitstream/handle.

Organización Mundial de la Salud. (2018). *Plan de acción mundial sobre actividad física 2018-2030: Más personas activas para un mundo más sano*. https://www.who.int/es/publications/i/item/9789241514187

Padilla-Vinueza, V. E., Tisalema-Tipan, H. D., Acosta-Gavilanez, R. I., Jerez-Cunalata, E. I., Moreno-Carrión, A. A., & Salvador-Aguilar, A. D. (2022). Obesidad infantil y métodos de intervención. *Dominio de las Ciencias*, 8(1), 961-971. https://doi.org/10.23857/pocaip

Piercy, K. L., Troiano, R. P., Ballard, R. M., Carlson, S. A., Fulton, J. E., Galuska, D. A., George, S. M., & Olson, R. D. (2018). The Physical Activity Guidelines for Americans. *JAMA, 320*(19), 2020-2028. https://doi.org/10.1001/jama.2018.14854

Pratt, M., Pérez, L. G., Goenka, S., Brownson, R. C., Bauman, A., Sarmiento, O. L., & Hallal, P. C. (2020). Can population levels of physical activity be increased? Global evidence and experience. *Progress in Cardiovascular Diseases*, 63(1), 102-109. https://doi.org/10.1016/j.pcad.2020.04.006

Prochaska, J.O., DiClemente, C.C. & Nocross, J.C. (1992). En busca de cómo cambian las personas: Aplicaciones a las conductas adictivas. *American Psychologist*, 47(9), 1102-1114. https://doi.org/10.1037/0003-066X.47.9.1102

Raiman, T., & Verdugo, M. F. (2012). Actividad física en la prevención y tratamiento de la obesidad infantil. *Revista Médica Clínica Las Condes*, 23(3), 218-225. https://doi.org/10.1016/S0716-8640(12)70304-8

Reis, R. S., Salvo, D., Ogilvie, D., Lambert, E. V., Goenka, S., & Brownson, R. C. (2016). Scaling up physical activity interventions worldwide: stepping up to larger and smarter approaches to get people moving. *The Lancet*, 388(10051), 1337-1348.

Rivas, A. & Rodríguez-Martín, B. (2020). Efectividad de las intervenciones multicomponente para la promoción de la actividad física en personas mayores: una revisión sistemática. *Gerokomos*, 31(3), 149-157. https://doi.org/10.4321/s1134-928x2020000300006

Rojas-Montenegro, K., Cisneros-Cañas, G., Suárez de Terán, R., Cajilima-Vega, R., Arteaga-Pazmiño, C., & Frias-Toral, E. (2024). Estrategia de intervención educativa para el abordaje del riesgo cardiovascular en pacientes con hipertensión arterial. *Bionatura*, 9(1), 1-10. https://doi.org/10.21931/rb/2024.09.01.68

Romero, A. (2022). Efectos de un programa de promoción de actividad física para ámbito laboral durante la pandemia de covid-19. *Tesis doctoral en Ciencias de la Actividad Física y del Deporte*, Universidad Autónoma de Madrid y universidad Politécnico de Madrid. Dialnet

Rutter, H., Savona, N., Glonti, K., Bibby, J., Cummins, S., Finegood, D. T., Greaves, F., Harper, L., Hawe, P., Moore, L., Petticrew, M., Rehfuess, E., Shiell, A., Thomas, J. & White, M. (2017). The need for a complex systems model of evidence for public health. *The Lancet*, 390(10112), 2602-2604. Doi: 10.1016/S0140-6736(17)31267-9

Sallis, J. F., Cerin, E., Kerr, J., Adams, M. A., Sugiyama, T., Christiansen, L. B., et al. (2020). Built environment, physical activity, and obesity: Findings from the international physical activity and environment network (IPEN) adult study. *Annual Review of Public Health, 41*, 119–139. https://doi.org/10.1146/annurev-publhealth-040218-043657

Sallis, J. F., Cervero, R. B., Ascher, W., Henderson, K. A., Kraft, M. K. y Kerr, J. (2006). An Ecological Approach to Creating More Physically Active Communities. *Annual Review of Public Health,* 27, 297–322. https://www.researchgate.net/publication/

Sallis, J. F., Floyd, M. F., Rodríguez, D. A., & Saelens, B. E. (2012). Role of built environments in physical activity, obesity, and cardiovascular disease. *Circulation, 125*(5), 729-737. https://doi.org/10.1161/CIRCULATIONAHA.110.969022

Sánchez-Martínez, Y., Camargo-Lemos, D. M., Ruiz-Rodríguez, M., Triana, C. A., & Sarmiento, O. L. (2022). Prevalencia y factores asociados con la práctica de actividad física en mujeres gestantes adultas en Colombia. *Biomédica,* 42(2), 379-390. https://doi.org/10.7705/biomedica.6307

Sanromán-Martínez, M. V., Peña-Avelino, L. Y., Navarro-Álvarez, G. L., Rivera-Mellado, M. C., & Ceballos-Olvera, I. (2020). Intervención educativa en niños de escuelas de tiempo completo en ciudad mente, Tamaulipas. *RESPYN Revista Salud Pública Y Nutrición,* 19(4), 1-9. https://doi.org/10.29105/respyn19.4-1

Sendall, M. C., Neely, E., Pederson, A., & Early, J. O. (2023). Health promotion paradigms. In P. Liamputtong (Ed.), *Handbook of social sciences and global public health* (pp. 1-10). Springer. https://doi.org/10.1007/978-3-031-25110-8_23

Smith, J., Lubans, D., & Lyn, R. (2017). Physical activity in schools. En J. Piggin, L. Mansfield, & M. Weed (Eds.), *Routledge Handbook of Physical Activity Policy and Practice* (1st ed., pp.626). Routledge. https://doi.org/10.4324/9781315672779

Vázquez, L.A., Navarro, R., Ramos, O., Mecías, M. & Lago, C. (2023). Actividad física y calidad de vida de adultos mayores en argentina: un estudio transversal. *Retos,* 48. 86-93.

Víquez, G. V., Bogantes, C. Á., Vargas, G. A., & Arosemena, G. A. (2022). Efecto de la intervención "escuelas activas móviles" en tiempos de pandemia sobre la percepción de la autoeficacia, disfrute y el nivel de actividad física en la niñez costarricense y panameña. MHSalud: *Revista en Ciencias Del Movimiento Humano y Salud,* 19(2), 1-19. https://doi.org/10.15359/mhs.19-2.12

Capítulo 2.

Beneficios de programas de ejercicio físico como estrategias para el cuidado de la salud y su relación con el rendimiento en el entorno laboral

Michelle Barretos Ruvalcaba[1]

Luis Mario Gómez Miranda[2]

Resumen

Introducción: El ritmo de vida en la actualidad ha afectado de manera negativa la salud de las personas, tanto a nivel físico, como mental y psicosocial. Esta problemática ha desencadenado situaciones de baja productividad en el ámbito laboral. Una de las estrategias para recuperar o mantener la salud ha sido el diseñar e implementar programas de ejercicio físico en el lugar de trabajo, lo cual se ha relacionado con mejoras en la salud y rendimiento laboral.

Metodología: Este capítulo es una investigación de tipo bibliográfica. Para su desarrollo se realizó una búsqueda electrónica de fuentes de información primarias y secundarias tanto en idioma inglés como en español, en las bases de datos PubMed, Ebsco host, Elsevier, Scielo y Google Académico. Se analizaron artículos originales de investigación, revisiones sistemáticas, meta-análisis, revisiones de la literatura y libros, hasta el 20 de octubre de 2024.

1. Dra. en Ciencias de la Educación con línea de Investigación en Educación Física y Deporte. Profesora de la Facultad de Deportes Campus Tijuana, Universidad Autónoma de Baja California. Email: barretosm@uabc.edu.mx. ORCID: 0000-0002-8124-4511

2. Dr. en Ciencias de la Salud, Maestro en Ciencias del Deporte. Profesor de la Facultad de Deportes Campus Tijuana, Universidad Autónoma de Baja California. Email: luismariouabc@gmail.com. ORCID: https://orcid.org/0000 0002 7703 1695

Resultados: Al revisar la literatura para el desarrollo de este capítulo, se encontraron estudios que identifican los beneficios de la práctica de actividad física o distintos tipos de ejercicio en diversas áreas de la salud (física y/o psicológica) en personas laboralmente activas. Se identifican efectos positivos sobre la obesidad, hipertensión arterial, diabetes, hipercolesterolemia, osteoporosis y calidad de vida. Aumentos en la percepción de salud y en su satisfacción por la vida, menor ausencia por enfermedad en su área laboral. Además, se encontraron estudios que diseñan e implementan programas de ejercicio para mejorar factores que se relacionan con el rendimiento laboral. Programas que incluyen diferentes tipos de ejercicio como aeróbicos, de fuerza, multiarticulares, fisioterapia y yoga, han mejorado la capacidad laboral, asociada a la reducción del dolor y el estrés. Del mismo modo, empleados con actividades como caminar durante su jornada de trabajo, reportan malestares psicológicos significativamente menores en comparación con los que tienen un comportamiento sedentario.

Conclusión: Gran parte de la población pasa aproximadamente una tercera parte del día en el lugar de trabajo, por lo cual, es un espacio propicio para promover hábitos que impactan en la salud de los trabajadores. Programas de ejercicio con o sin control alimentario durante las jornadas laborales han demostrado ser efectivos para mejorar variables de salud física, mental y psicosocial, lo cual está relacionado con un mayor rendimiento laboral.

Palabras claves: Salud, ejercicio físico, rendimiento laboral

Abstract: Introduction: The current pace of life has negatively affected people's health, both physically, mentally and psychosocially. This problem has triggered situations of low productivity in the workplace. One of the strategies to recover or maintain health has been to design and implement physical exercise programs in the workplace, which has been related to improvements in health and work performance.

Methodology: This chapter is a bibliographic research. For its development, an electronic search of primary and secondary sources of information in both English and Spanish was carried out in the databases PubMed, Ebsco host, Elsevier, Scielo and Google Scholar. Original research articles, systematic reviews, meta-analyses, literature reviews and books were analyzed up to October 20, 2024.

Results: In reviewing the literature for the development of this chapter, studies were found that identify the benefits of practicing physical activity or different types of exercise in various areas of health (physical and/or psychological) in occupationally active people. Positive effects on obesity, arterial hypertension, diabetes, hypercholesterolemia, osteoporosis and quality of life were identified. Increases in the perception of health and life satisfaction, less absence due to illness in their work area. In addition, studies were found that design and implement exercise programs to improve factors related to work performance. Programs that include different types of exercise such as aerobic, strength, multi-joint, physiotherapy and yoga, have improved work capacity, associated with the reduction of pain and stress. Similarly, employees with activities such as walking during their workday report significantly less psychological distress compared to those with sedentary behavior.

Conclusion: A large part of the population spends approximately one third of the day in the workplace, making it a propitious space to promote habits that impact the health of workers. Exercise programs with or without food control during the working day have been shown to be effective in improving physical, mental and psychosocial health variables, which is related to better work performance.

Keywords: Health, physical exercise, work performance

Introducción

Actualmente el 60% de la población mundial se encuentra inmersa en un ámbito laboral activo. En muchos países, más de la mitad de los trabajadores están empleados en el sector no estructurado, en el que pueden carecer de protección social para recibir atención sanitaria y no existen mecanismos de aplicación de la productividad y el desarrollo económico. Según la WHO (2017), anualmente 12.2 millones de personas, mayormente de países en desarrollo, mueren en edad laboral a causa de enfermedades no transmisibles.

Las enfermedades no transmisibles relacionadas con el trabajo, así como las cardiopatías y la depresión provocadas por el estrés ocupacional dan lugar a crecientes tasas de enfermedades y bajas laborales prolongadas.

A pesar de la incidencia de estas enfermedades y de que investigaciones han demostrado que las iniciativas en el lugar de trabajo pueden contribuir a reducir el absentismo por enfermedad en un 27% y los costos de atención sanitaria para las empresas en un 26%, en la mayoría de los países los médicos y las enfermeras no están apropiadamente capacitados para hacer frente a problemas de salud relacionados con el trabajo y muchos países no ofrecen formación de posgrado en salud ocupacional (WHO, 2017).

El objetivo de este capítulo es analizar los beneficios de programas de ejercicio físico como estrategias para el cuidado de la salud y su relación con el rendimiento en el entorno laboral. Esto para proporcionar un panorama general de aquellos aspectos relevantes para poder contribuir en el desarrollo de las intervenciones en la población laboralmente activa.

Desarrollo teórico

El concepto de salud ha evolucionado significativamente a lo largo del tiempo, abarcando una visión holística que va más allá de la ausencia de enfermedad. La salud se entiende como un estado de completo bienestar físico, mental y social, y no solo como la ausencia de enfermedad. Esta perspectiva integral destaca la importancia de los factores que influyen en nuestra calidad de vida y nos invita a adoptar un enfoque multidimensional para lograr y mantener un estado óptimo de salud (Tirado Otálvaro, 2021).

Análisis integral de la definición de salud

Salud Física: Se refiere al estado del cuerpo y su capacidad para funcionar de manera óptima. Incluye la ausencia de enfermedades, la capacidad para realizar actividades diarias sin dificultad, así como el buen funcionamiento de todos los sistemas corporales. La salud física abarca aspectos como la nutrición, el ejercicio, el sueño y el cuidado preventivo, como las revisiones médicas regulares (Tomasina, & Pisani, 2022).

Salud Mental: Es el estado de bienestar emocional y psicológico en el que las personas son capaces de manejar el estrés de manera efectiva, mantener una autoestima positiva y afrontar los desafíos de la vida cotidiana. La salud mental también implica tener la capacidad para generar y mantener relaciones saludables, la autorregulación emocional y la resiliencia ante situaciones desfavorables (Caqueo-Urízar et al., 2020).

Salud Social: Se refiere a la calidad de las relaciones interpersonales y el nivel de integración en la comunidad. La salud social abarca la capacidad para interactuar con otros de manera positiva, participar en actividades comunitarias y mantener una red de apoyo social. La salud social también implica el acceso a servicios y recursos que faciliten el bienestar general (Álvarez et al., 2022).

Salud Psicosocial: Esta dimensión combina elementos de la salud mental y social, y se enfoca en cómo los factores psicológicos y sociales interactúan y afectan el bienestar general. Incluye la influencia de factores como el estrés laboral, el apoyo social y las experiencias de vida en la salud global (Noguera et al., 2020).

Enfoques para Mantener la Salud

Según Hernán-García et al. (2019), para alcanzar y mantener una salud óptima, es fundamental adoptar un enfoque que considere todas las dimensiones del bienestar. Algunos de los enfoques clave incluyen:

a. Prevención: La prevención es un aspecto muy importante y esencial para evitar el desarrollo de enfermedades y problemas de salud. Esto incluye prácticas como la vacunación, la detección temprana de enfermedades a través de exámenes de rutina y la adopción de comportamientos saludables, como una dieta equilibrada y la actividad física regular.

b. Promoción de la Salud: Implica la educación y el fomento de hábitos que mejoren la calidad de vida, como por ejemplo, promover el realizar actividad física moderada a vigorosa y alejarse del consumo de sustancias dañinas como el alcohol y tabaco, asi como tambien, la promoción de la salud mental a través de técnicas de manejo del estrés y el fomento de relaciones sociales positivas. Siempre una educación en salud a edades tempranas tendrá un efecto mayor a lo largo de la vida.

c. Manejo de Enfermedades: Cuando se presentan problemas de salud, es importante un enfoque adecuado para el tratamiento y el manejo de enfermedades a través de una atención médica especializada, la adherencia a los tratamientos prescritos y el seguimiento continuo para evaluar el progreso y/o ajustar los tratamientos según sea necesario.

d. Apoyo Psicosocial: Brindar apoyo emocional y social a las personas es crucial para su bienestar. Esto puede incluir la creación de redes de apoyo en los vecindarios, promoción de la integración social a través de actividades comunitarias y el fomento de relaciones saludables.

e. Educación en Salud: La educación en salud es clave para tomar decisiones que tengan efecto positivo en la salud de las personas. Esto incluye información sobre nutrición, ejercicio, manejo del estrés.

Determinantes Sociales de la Salud

Según Álvarez et al. (2022), los determinantes sociales de la salud son factores que influyen en el estado de salud de las personas y de la comunidad. Algunos ejemplos de ellos pueden ser los siguientes:

a. Condiciones Económicas: El nivel de ingresos, el acceso a servicios médicos y la seguridad financiera son factores que pueden determinar la capacidad de las personas para mantener una buena salud. En el momento que este factor sale del control de las personas, empiezan a generarse situaciones que terminan por afectar la salud de las mismas.

b. Educación: El nivel educativo está estrechamente relacionado con el conocimiento sobre salud, este factor puede determinar la capacidad para tomar decisiones saludables, es decir, entre mayor sea el nivel educativo, más ciudades hacia la salud existirán.

c. Ambiente: El entorno físico, como la calidad del aire, el acceso a espacios verdes y la seguridad del vecindario, influye en la salud. Existen ciudades que se encuentran en ambientes rurales con características atmosféricas más saludables a diferencia de las zonas urbanas, en las que abundan los agentes contaminantes que afectan negativamente la salud de las personas.

d. Trabajo y Condiciones Laborales: Las condiciones laborales como horarios de trabajo, días de descanso a la semana, el equilibrio entre trabajo y vida personal y el acceso a beneficios de salud impactan en el bienestar físico y mental.

e. Redes de Apoyo: La existencia de una red de apoyo social sólida puede mejorar la capacidad de las personas para afrontar el estrés y las dificultades, influyendo positivamente en su salud. Esta es una estrategia que se ha promovido en grandes ciudades, donde la seguridad puede ser un problema para realizar actividades al aire libre, con el propósito de generar lazos de comunicación que permitan evitar situaciones de estrés en periodos de confinamiento, por ejemplo, en la pasada pandemia por COVID-19 (Antoñanzas Serrano & Gimeno Feliu, 2022).

Modelos de Salud

Otra manera de analizar el concepto de salud y los factores que influyen en ella, es a través de tres modelos de salud, el biomédico, biopsicosocial y el de salud comunitaria, los cuales se describen a continuación:

a. Modelo Biomédico: Tradicionalmente, el modelo biomédico se centra en la enfermedad y el tratamiento de las patologías desde una perspectiva física, abordando síntomas y causas biológicas. Analiza al ser humano desde su biología y procesos fisiológicos, perspectiva desde la cual buscará dar tratamiento para mantener o recuperar la salud (Bellmunt, 2022).

b. Modelo Biopsicosocial: Este modelo reconoce que la salud es el resultado de la influencia mutua entre los factores biológicos, psicológicos y sociales. Es importante considerar todos estos factores para comprender y tratar la salud de manera integral. Un individuo siempre será afectado por diversos factores, de acuerdo al grado de exposición social (Leiva-Peña et al., 2021).

c. Modelo de Salud Comunitaria: Enfocado en la promoción de la salud a nivel de la comunidad, este modelo se centra en intervenciones que mejoren el bienestar de grupos y poblaciones enteras, considerando factores sociales y ambientales que afectan la salud comunitaria, por ejemplo, la disponibilidad de áreas verdes como parques para tener un espacio de esparcimiento e impactar en la salud física y mental, así como propiciar entornos seguros en las comunidades para evitar situaciones de estrés (Lohr et al., 2021).

Cuidados para el Mantenimiento Integral de la Salud

La salud es un bien invaluable y multidimensional que abarca no solo el bienestar físico, sino también el mental y psicosocial. Para mantener un estado óptimo de salud, es crucial abordar cada uno de estos aspectos de manera equilibrada y consciente. A continuación, se abordarán los cuidados necesarios para preservar la salud en sus diversas facetas, destacando la importancia de la actividad física y el ejercicio como pilares fundamentales (Panattoni et al., 2020).

1. Cuidados Físicos: Según Ramos-Vera et al. (2022), el cuidado físico es esencial para mantener el cuerpo en buen estado y será necesario incluir el cuidado de los siguientes aspectos:

a. Nutrición: Una alimentación variada y equilibrada que brinde los nutrientes necesarios para el correcto funcionamiento del cuerpo. Incorporar frutas, verduras, proteínas de preferencia con bajo aporte de grasa, grasas saludables y carbohidratos complejos ayuda a mantener el sistema inmunológico fuerte y a prevenir enfermedades.

b. Hidratación adecuada: El agua es crucial para todas las funciones corporales, incluyendo la digestión, la regulación de la temperatura y la eliminación de desechos. Se recomienda beber al menos dos litros de agua al día, ajustando la cantidad según las necesidades individuales y el nivel de actividad física.

c. Sueño reparador: Dormir entre 7 y 9 horas cada noche es fundamental para la recuperación física y mental. Un buen sueño contribuye a la reparación celular, la memoria y el equilibrio emocional. En la etapa de la niñez pudiera recomendarse un sueño por encima de las diez horas y, por otra parte, en la etapa adulta mayor, puede no ser necesario completar las siete horas.

d. Chequeos Médicos: Las visitas periódicas al médico permiten detectar posibles problemas de salud antes de que se conviertan en condiciones graves. Exámenes de rutina, vacunas y pruebas de diagnóstico son partes importantes de este cuidado.

2. Cuidados Mentales: De acuerdo con Rugkasa et al. (2020), la salud mental es igualmente importante para el bienestar general. Los cuidados mentales incluyen:

a. Manejo del Estrés: Técnicas como la meditación, la respiración profunda y la práctica de hobbies pueden ayudar a reducir el estrés. Mantener un equilibrio entre el trabajo y el tiempo personal es esencial para prevenir el agotamiento mental.

b. Terapia y Apoyo Psicológico: Hablar con un terapeuta o consejero puede ser muy beneficioso para abordar problemas emocionales, ansiedad o depresión. Es importante que las personas no subestimen la importancia que tiene el buscar ayuda profesional cuando sea necesario.

c. Desarrollo Personal: La participación en actividades que estimulen la mente, como la lectura, la resolución de rompecabezas o el aprendizaje de nuevas habilidades, puede promover una mente ágil y activa.

3. Cuidados Psicosociales: En el estudio de Plys et al. (2023), el bienestar psicosocial se refiere a cómo nuestras relaciones y entorno afectan nuestra salud. Para cuidar este aspecto:

a. Relaciones Sociales Positivas: Mantener relaciones saludables con amigos, familiares y colegas contribuye a un sentimiento de apoyo y pertenencia. Las interacciones sociales positivas pueden mejorar la autoestima y reducir la sensación de aislamiento.

b. Entorno Saludable: Crear un ambiente en el hogar y el trabajo que sea positivo y libre de conflictos contribuye al bienestar general. Un entorno limpio, ordenado y seguro influye en nuestra salud mental y emocional.

c. Participación Comunitaria: Involucrarse en actividades comunitarias o voluntariado puede proporcionar un sentido de propósito y conexión con otros, mejorando la satisfacción personal y el bienestar social.

4. **Actividad Física y Ejercicio:** La relación entre el ejercicio y la salud es profunda y multifacética, abarcando una serie de beneficios que impactan tanto el cuerpo como la mente. El ejercicio regular no solo es fundamental para mantener un peso corporal saludable, sino que también juega un papel crucial en la prevención y el manejo de diversas condiciones de salud (Moore et al., 2022).

Para describir algunas de las principales formas en que el ejercicio beneficia a la salud general, se pueden analizar de la siguiente manera:

a. Beneficios para la salud cardiovascular: La práctica frecuente de actividad física propicia adaptaciones fisiológicas que mejoran la salud cardiovascular. Actividades como correr, nadar o montar en bicicleta ayudan a reducir la presión arterial al promover la dilatación de los vasos sanguíneos y mejora la eficiencia del corazón, ayudando a mantener la presión arterial en niveles saludables. Mejorar los niveles de colesterol, ya que se aumentan los niveles de lipoproteínas de alta densidad (HDL), el colesterol "bueno", y puede reducir los niveles de lipoproteínas de baja densidad (LDL), el colesterol "malo". También ayuda a prevenir enfermedades cardíacas como respuesta al fortalecimiento del corazón y la mejora de la circulación, minimizando el riesgo de enfermedades cardiovasculares como infartos y angina de pecho (Seo et al., 2020).

b. Fortalecimiento muscular y óseo: El ejercicio contribuye a la salud muscular y ósea a través del incremento de la masa muscular que se genera tras realizar ejercicio de fuerza, como el levantamiento de pesas que ayuda a desarrollar y mantener la masa muscular, lo que es indispensable para la movilidad y la función general del cuerpo. Mejora la densidad ósea a través del ejercicio de carga, como caminar o correr, estimulando la formación de hueso y puede ayudar a prevenir la osteoporosis, especialmente en personas mayores (Smith et al., 2023).

c. *Control del peso corporal:* El ejercicio es clave para mantener un peso corporal saludable debido a que permite aumentar el gasto energético, lo que contribuye a la gestión del peso y a la prevención de la obesidad. También regula el metabolismo, ya que puede aumentar el metabolismo basal, ayudando a regular el equilibrio energético y mantener un peso saludable (Bellicha et al., 2021).

d. *Beneficios para la salud mental:* El impacto del ejercicio en la salud mental es considerable, ya que coadyuva en la reducción del estrés y la ansiedad. La actividad física estimula la liberación de endorfinas, neurotransmisores que actúan como analgésicos naturales y mejoran el estado de ánimo. Del mismo modo, mejora el estado de ánimo, ya que puede reducir los síntomas de depresión y ansiedad y promover una sensación general de bienestar. También mejora la cognición como, por ejemplo, mejora la memoria, concentración y rendimiento cognitivo general (Herbert, 2022).

e. *Mejora de la calidad del sueño:* El ejercicio puede influir positivamente en los patrones de sueño al facilitar el sueño profundo, ya que la actividad física regular puede ayudar a conciliar el sueño más rápido y a aumentar la duración del sueño profundo. Regula el ciclo de sueño, es decir, el ejercicio puede ayudar a regular los ritmos circadianos, promoviendo un sueño más reparador y regular (Xie et al., 2021).

f. *Fortalecimiento del sistema inmunológico:* El ejercicio también tiene efectos beneficiosos sobre el sistema inmunológico al estimular la circulación. La actividad física ayuda a movilizar las células inmunitarias, mejorando la capacidad del cuerpo para detectar y combatir infecciones. Reduce la inflamación al reducir los marcadores de inflamación en el cuerpo asociados a diversas enfermedades crónicas (Gustafson et al., 2021)

g. *Beneficios Sociales y Emocionales:* Participar en actividades físicas también puede tener beneficios sociales y emocionales, tales como fomentar la interacción social. Las actividades grupales, como clases de fitness o deportes en equipo, pueden mejorar las habilidades sociales y ofrecer un sentido de comunidad.

Por otro lado, propicia un aumento de la autoestima. Lograr metas físicas y mejorar la condición física puede tener un efecto positivo en la autoestima y la autoimagen (San Román-Mata et al., 2020).

El aspecto salud, es primordial para el rendimiento de las personas, en especial en el ámbito laboral. Alrededor del 60% de la población mundial trabaja (OIT, 2024). Todos los trabajadores tienen derecho a un entorno laboral que sea seguro y sano. El área de trabajo puede desarrollarse para identificarse como un espacio que proteja la salud mental. Según la OIT (2024) el área laboral cuando cumple con criterios de adecuada organización apoya la adecuada salud mental y proporciona lo siguiente:

Un medio de vida;

Un sentido de confianza, propósito y logro;

Una oportunidad para las relaciones positivas y la inclusión en una comunidad; y

Una base para establecer rutinas estructuradas, entre muchos otros beneficios.

Los entornos de trabajo seguros y sanos no solo son un derecho fundamental, sino que también tienen más probabilidades de minimizar la tensión y los conflictos en ese ámbito y mejorar la fidelización del personal, así como el rendimiento y la productividad laborales. Por el contrario, la falta de estructuras efectivas y apoyo en el trabajo, especialmente para quienes viven con trastornos mentales, puede afectar la capacidad de las personas para ser eficaces y disfrutar con su trabajo, menoscabar la asistencia de las personas al trabajo e incluso impedir que, para empezar, obtengan un trabajo (OIT, 2024).

¿Qué es el Rendimiento Laboral?

Es el "conjunto de conductas que son relevantes para las metas de la organización o para la unidad organizativa en la que la persona trabaja" (Murphy, 1990). El desempeño laboral se basa en las conductas observadas o aquellas acciones ejecutadas por los colaboradores que pueden ser medidos a través de sus capacidades y el grado de contribución que estás brindan a la empresa (Aamodt,

2010). Al respecto, Robbins (2004) vincula el desempeño laboral como la capacidad de organizar y coordinar las actividades que al unirse conforman el comportamiento de las personas involucradas en el proceso productivo.

De estas definiciones se derivan tres notas claves:

a) el Rendimiento Laboral debe ser definido en término de comportamientos más que de resultados;

b) el Rendimiento Laboral incluye sólo aquellos comportamientos que son relevantes para las metas organizacionales, y

c) el Rendimiento Laboral es una variable multidimensional (Koopmans et al. 2013).

El concepto de Calidad de Vida aplicado a los ambientes laborales es relativamente reciente, parece que fue introducido por primera vez en Psicología de las Organizaciones por Gellerman en 1960, y posteriormente en los trabajos de Halpin y Croft (1963) sobre las organizaciones escolares, aunque sus raíces se hunden en los estudios que sobre los estilos directivos hicieron primero Lewin y colaboradores (1939) y luego, más directamente, Litwin y Stringer (1968).

En este sentido añadido al término Rendimiento Laboral podemos considerar el concepto de Calidad de Vida Laboral (CVL) que incluye todas aquellas condiciones relacionadas con el trabajo, como son los horarios, la retribución, el medio ambiente laboral, los beneficios y servicios obtenidos, las posibilidades de carrera profesional, las relaciones humanas, etc., que pueden ser relevantes para la satisfacción, la motivación y el rendimiento laboral. Según Casas (2002) la CVL lo define como un proceso que es dinámico y continuo, en el la actividad laboral se organiza de modo objetivo y subjetivo, tanto en sus aspectos operativos como relacionales, con el propósito de contribuir al más completo desarrollo del ser humano (Casas, 2002).

Tabla. Dimensiones conceptuales de la calidad de vida laboral (Casas, 2002).

CONDICIONES OBJETIVAS DE LA CVL
1.1. Medio ambiente físico - Condiciones de confort y funcionalidad - Seguridad 1.2. Medio ambiente tecnológico - Adecuación equipos e instrumentos - Mantenimiento y suministros 2.1. Medio ambiente contractual - Salario (Objetivo y subjetivo) - Estabilidad laboral (explorada en carátula) - Cobertura jurídica 2.2. Medio ambiente productivo - Horarios - Recursos a) Adecuación de medios humanos (sobrecarga cuantitativa) b) Adecuación demandas (sobrecarga cualitativa:-positiva: demanda competencias excesiva; -negativa: infrautilización) 2.3. Medio ambiente profesional - Promoción y carrera profesional - Formación e investigación
CONDICIONES SUBJETIVAS DE LA CVL
1.1. Esfera privada y mundo laboral. - Interacción afectiva entre lo privado y lo laboral 1.2. Individuo y actividad profesional - Satisfacción con el propio trabajo (Autonomía, implicación, reputación del puesto) - Relación con pacientes 2.1. Individuo y grupo laboral - Plano humano: relaciones de compañerismo y amistad

- Plano técnico: cohesión y apoyo/soporte mutuo
- Plano organizativo: comunicación horizontal
- Plano jerárquico micro: liderazgo: comunicación ascendente/descendente, organización del trabajo, control, incentivos

2.2. Individuo, grupo laboral e institución
- Apoyo y colaboración entre unidades

2.3. Institución y función directiva
- Percepción de estar dirigidos
- Canales de participación en decisiones

Evaluación del rendimiento laboral individual

Evaluar el rendimiento laboral de los empleados se considera un aspecto que permite favorecer el adecuado y preciso cumplimiento de los objetivos, facilita que las experiencias de trabajo se conviertan en un puente de aprendizaje continuo, tanto para las autoridades como para los colaboradores en donde sean capaces de comunicar y orientar los esfuerzos de trabajo. Salas-Perea (2012) define la evaluación del rendimiento laboral como el comportamiento o la conducta real de los trabajadores en el orden profesional y técnico como en las relaciones interpersonales.

Existen diversos enfoques para poder realizar una medición del rendimiento laboral.

Algunos instrumentos pueden enfocarse en escalas de percepción subjetiva como lo son el Cuestionario de Rendimiento Laboral individual de Koopmans et al. (2013) el cual lo evalúa dividido en tres dimensiones como lo son el rendimiento en el trabajo, el rendimiento en el contexto y comportamientos laborales contraproducentes.

Dentro de la conceptualización de la condición subjetiva de calidad de vida laboral se puede identificar el cuestionario de Satisfacción laboral Genérica de Mac Donaldy Mac Intyre un instrumento unidimensional que nos puede indicar la percepción que tiene el trabajador sobre el nivel de satisfacción laboral respecto a su bienestar y felicidad en el trabajo (Salessi, et al 2021).

En lo que corresponde al compromiso laboral existe la Escala de Compromiso Organizacional de Meyer y Allen. Esta escala explora tres factores identificados como compromiso afectivo que se refiere al apego emocional, compromiso calculativo que se refiere a un conocimiento de los costos o pérdidas asociados si se separa de una organización y compromiso normativo que refleja un sentimiento de obligación para continuar en el empleo (Rosario-Hernández, 2018).

Importancia de la Evaluación del rendimiento laboral

El proceso de evaluación del rendimiento tiene un papel clave en el funcionamiento laboral. Con esto se evalúa el desempeño de los empleados, se comparte esa información con ellos y se idean formas de mejorar sus resultados. Por lo tanto, la evaluación es necesaria para:

1) Designar los recursos necesarios en un ambiente cambiante.

2) Mantener relaciones justas dentro de los grupos.

3) Motivar y recompensar a los empleados.

4) Entrenar y desarrollar empleados.

5) Realimentar a los empleados por su trabajo.

6) Cumplir con las normativas legales.

Por lo tanto, los procesos eficientes de evaluación se convierten en una necesidad para contar con una administración adecuada y desarrollar al personal (Newstrom, 2007).

Caracterización de un adecuado rendimiento laboral

Para Koontz y Weihrich (2013), ser productivo exige eficacia y eficiencia en el rendimiento de la organización y en el rendimiento individual. La eficacia es el logro de los objetivos. La eficiencia es el logro de los objetivos con la utilización de una cantidad mínima de recursos.

Campbell (1990) describe la estructura latente general del rendimiento laboral en términos de ocho dimensiones distintas. Los ocho factores son: competencia en tareas específicas del puesto, competencia en tareas no específicas del puesto, comunicación escrita y oral, demostración de esfuerzo, mantenimiento de la disciplina personal, facilitación del rendimiento de compañeros y equipos, supervisión y gestión o administración.

El dominio de las tareas específicas de un puesto se define como el grado en que una persona puede realizar las tareas sustantivas o técnicas básicas que son fundamentales para un puesto y distinguen un puesto de otro. Por otra parte, la competencia en tareas no específicas de un puesto se utiliza para referirse a tareas no específicas de un puesto concreto, pero que se espera de todos los miembros de la organización. Demostrar esfuerzo capta la constancia o perseverancia y la intensidad de los individuos para completar la tarea, mientras que el mantenimiento de la disciplina personal se refiere a la evitación de comportamientos negativos (como infracciones de las normas) en el trabajo. Gestión o administración se diferencia de la supervisión en que la primera incluye comportamientos de rendimiento dirigidos a gestionar la organización que son distintos de las funciones de supervisión o liderazgo. Las comunicaciones escritas y orales reflejan el componente del desempeño laboral que se refiere a la competencia de un titular para comunicarse (por escrito u oralmente) independientemente de la corrección del tema tratado. Las descripciones de estas ocho dimensiones se detallan en Campbell (1990) y Campbell, McCloy, Oppler y Sager (1993). Según Campbell y sus colaboradores (1990), estas ocho dimensiones describen la estructura latente del rendimiento a nivel general. Sin embargo, señalan que la prominencia o importancia de estas ocho dimensiones difiere entre grupos ocupacionales. Además, se propone que cada uno de los ocho factores tenga subfactores que también variarán en su grado de prominencia entre ocupaciones. Por último, según Campbell (1990) y Campbell et al. (1993), se puede suponer que las verdaderas correlaciones de puntuación entre estas ocho dimensiones son lo suficientemente pequeñas como para considerarlas distintas. Según Campbell y sus colegas, es probable que cada dimensión produzca una ordenación de los empleados que sea diferente (2000).

Relación del estado de salud con el rendimiento laboral (positivo-negativo)

De acuerdo con la OMS (2022) alrededor del 54% de los empleados del área de la salud de países de ingresos bajos y medios tiene tuberculosis, una cifra que es 25 veces superior a la de la población general. En el continente de África, entre el 44% y el 83% del personal de enfermería en entornos clínicos presenta dolor lumbar crónico, existiendo una gran diferencia en comparación con el 18% de los empleados en ambientes de oficina. A nivel mundial, el 63% de los trabajadores de la salud declaran haber vivido algun tipo de violencia en su centro laboral. Respecto a las condiciones de trabajo peligrosas que causan enfermedades laborales, accidentes de trabajo y absentismo estas suponen un costo financiero considerable para el sector de la salud (que se estima alcanza el 2% del gasto en salud). Sin embargo, hasta la fecha solo 26 de los 195 estados miembros de la OMS cuentan con instrumentos normativos y programas nacionales para la gestión de la salud y seguridad ocupacional de los trabajadores de la salud.

Las afecciones de salud mental comprenden trastornos mentales y discapacidades psicosociales, así como otros estados mentales asociados a un alto grado de angustia, discapacidad funcional o riesgo de conductas autolesivas. En 2019, 970 millones de personas padecían un trastorno mental. Los más habituales eran la ansiedad y la depresión. Los problemas de salud mental pueden afectar a todos los ámbitos de la vida, incluidas las relaciones con los familiares, los amigos y el entorno social. Pueden deberse a problemas en la escuela o el trabajo, y también pueden estar en su origen. Los trastornos mentales son la causa de uno de cada seis años vividos con discapacidad. Las personas con problemas de salud mental graves fallecen un promedio de 10 a 20 años antes que la población general. Además, estas afecciones aumentan el riesgo de suicidio y de sufrir violaciones a los derechos humanos.

Las consecuencias económicas de los problemas de salud mental son enormes y las pérdidas de productividad que generan superan con creces los costos directos de la atención que requieren (OIT, 2022).

Metodología

Este capítulo es una investigación de tipo bibliográfico, en la que se recopilan diferentes bases de datos secundarias. Para su desarrollo se realizó una búsqueda electrónica de fuentes de información primarias y secundarias tanto en idioma inglés como en español en las bases de datos PubMed, Ebsco host, Elsevier, Scielo y Google Académico. Se utilizaron las palabras clave: actividad física, ejercicio, salud, rendimiento laboral, calidad de vida laboral. Se analizaron artículos originales de investigación, revisiones sistemáticas, meta-análisis, revisiones de la literatura y libros.

Resultados

Diversos estudios se han desarrollado en donde se analizan los efectos de las intervenciones en programas orientados a la actividad física y ejercicio en la población mundial, que es a su vez, un 60% de ella activa laboralmente. A continuación se mencionan:

En un estudio comparativo del Departamento de Psicología de la Universidad de Estocolmo (Von Thiele Schwarz & Hasson, 2011) en donde se aplicó un programa de intervención de salud en el lugar de trabajo en el que se disminuyeron las horas de trabajo en 2.5 horas/semana a un grupo de odontólogos: al grupo experimental se le pidió destinar estas horas a la práctica de ejercicio físico, el grupo control realizó otro tipo de actividades. La actividad física obligatoria debía consistir en ejercicio de intensidad media-alta, correspondiente a 55% a 89% de la frecuencia cardíaca máxima de la persona. Para los participantes, esto se definió como una actividad intensa tal que sería difícil mantener una conversación mientras hacían ejercicio, provocando una sudoración que les obligaría a ducharse. Los empleados eran libres de elegir cualquier tipo de ejercicio físico, siempre que se cumpliera el criterio de intensidad. Todos los empleados anotaron por escrito el tipo de actividad y la duración de cada sesión de ejercicio semanalmente por un empleado asignado específicamente. Doce meses después se encontró que, aunque ambos grupos incrementaron el número de pacientes atendidos, el grupo experimental incrementó la percepción de su propia productividad, la capacidad de trabajo y presentó menos ausencias por enfermedad comparandolo con el grupo control.

En otro estudio (Marín, 2011), se intervino con un programa de danza terapéutica con 30 personas categorizadas en tres grupos de: el primero consistía en 10 personas de grupo experimental que asistieron a un programa de danza terapéutica, el segundo en 10 personas que practicaron actividad física regular diferente a baile o danza, y el tercero en 10 ejecutivos sedentarios. Se demostró que existe una alta influencia de la danza sobre los signos de estrés, roles conflictivos, entre otros. Los resultados confirman que el estrés se puede disminuir con la práctica regular de danza terapéutica o ejercicio físico. A su vez, confirma que la práctica mejora las habilidades de comunicación y hábitos personales tendientes a asumir cambios y tolerar situaciones propias del ambiente laboral.

Por su parte Merrill, Anderson, & Thygerson (2011) al evaluar la eficacia de un programa de bienestar en el trabajo con el objeto de mejorar comportamientos saludables y la salud individual que incluía ejercicio físico; hallaron una mejora significativa en la frecuencia de ejercicio, el consumo de cereales integrales, verduras y frutas, un sueño reparador, uso del cinturón de seguridad y la disminución en la presión alta lo que aumentó la satisfacción por la vida y la percepción de salud. Mientras que en el tabaquismo y el índice de masa corporal no se identificaron cambios significativos. Sin embargo, estos investigadores encontraron un decrecimiento en la satisfacción laboral.

En un estudio comparativo realizado por Saldarriaga & Martínez (2007) en Colombia entre un grupo de participantes físicamente activos y otro de sedentarios, se presentaron diferencias significativas en la frecuencia de ausentismo en los sedentarios correspondientes a un rango de entre 1.72 y 2.73 veces más que la de los 17 físicamente activos. En este estudio se identificó que por día de incapacidad por persona al año de los que eran activos se presentaron 3.6 días de incapacidad al año en los sedentarios. De igual manera, se incapacitaron 2.5 días más los sedentarios que los activos. Concluyendo que en personas activas, la frecuencia de incapacidad es menor que en la población general y mayor la frecuencia y la duración de la incapacidad en los sedentarios, por esto recomiendan el ejercicio físico como una estrategia pertinente para promover la salud y la contención de costos por ausentismo laboral (Saldarriaga & Martinez, 2007).

En un estudio que intentaba identificar los efectos del tipo y cantidad de actividad física en profesoras se encontró que quienes realizaban actividad física de yoga-taichi-pilates y de tipo aeróbico percibieron mejorar su salud psicológica y reducir niveles de tensión laboral a través de la actividad física. Si se utilizaran los recursos materiales de las clases de educación física, las aulas de psicomotricidad y los recursos humanos disponibles como son los docentes del área de educación física, se aumentarán las oportunidades de realizar actividad física en el marco laboral, promoviendo la salud del profesorado (Conn, Hafdahl, Cooper, Brown y Lusk, 2009).

La inactividad física o sedentarismo combinado con hábitos alimentarios poco saludables son factores de riesgo que afectan la salud de las personas y en el ámbito laboral, se asocian con una menor productividad, como resultado de dos situaciones: el ausentismo (tiempo fuera del trabajo debido a una enfermedad o discapacidad) y el presentismo (productividad reducida en el trabajo) (Awada et al., 2021).

Gran parte de la población adulta pasan jornadas largas en su lugar de trabajo, por lo cual, se convierte en un entorno propicio para promover la salud. Estudios de revisión sistemática han reportado que intervenciones basadas en la promoción de la actividad física y hábitos alimentarios saludables en el lugar de trabajo, mejora significativamente el ausentismo, el rendimiento laboral, la capacidad de trabajo y la productividad (Grimani, Aboagye, & Kwak, 2019).

Otro estudio de revisión sistemática realizada por Heuel et al., (2024), analizaron qué tipo de ejercicios mejoran la capacidad laboral en enfermeras. En esta investigación pudieron observar que aplicaban ejercicios aeróbicos, de fortalecimiento de espalda, ergonomía, programas de ejercicios multiarticulares, fisioterapia y yoga. Con este tipo de ejercicios o programas de acondicionamiento en esta población, se reportaron mejoras significativas en la capacidad laboral, asociada a la reducción del dolor de espalda y de los niveles de estrés. Al final se concluye que aplicar programas de ejercicios variados, tiene un efecto positivo en el rendimiento laboral en enfermeras, sin embargo, es importante diseñar e implementar programas de ejercicio a largo plazo para analizar los efectos de manera longitudinal.

Al parecer, empresas que tienen trabajadores que desempeñan actividades físicas extenuantes, son las que más se han ocupado en generar estrategias de fortalecimiento en su personal, con la finalidad de disminuir el ausentismo laboral asociado a lesiones musculares generadas por sus actividades (Russo et al., 2021).

En el estudio de revisión sistemática de Sundstrup et al., (2020), analizaron una serie de artículos científicos que aplicaron intervenciones en el lugar de trabajo, basadas en la rehabilitación de trastornos musculoesqueléticos (dolor musculoesquelético, síntomas, prevalencia o malestares musculoesquelético), en adultos con trabajos físicamente exigentes. Reportaron fuerte evidencia que demuestra un efecto positivo del entrenamiento de fuerza sobre trastornos musculoesqueléticos, sin embargo, mencionan que este tipo de entrenamiento no mejora otras variables como la ergonomía ni el manejo del estrés. También resaltan que no encontraron ningún resultado adverso por la implementación de este tipo de intervenciones.

En este mismo estudio, reportaron un tipo de intervención basado en la ergonomía participativa, término que proviene del inglés "*participatory ergonomics*", el cual se refiere al proceso de involucrar a los trabajadores en el desarrollo e implementación de cambios en el lugar de trabajo que mejorarán la productividad y reducirán los riesgos para la seguridad y la salud. Esto se basa en el supuesto de que los trabajadores son los expertos para analizar problemas y desarrollar soluciones que sean efectivas para reducir los riesgos de lesiones y mejorar la productividad. A pesar de estos supuestos, la ergonomía participativa en el lugar de trabajo no tuvo ningún efecto en la reducción de los trastornos musculoesqueléticos entre los empleados con trabajos físicamente exigentes (Sundstrup et al., 2020).

Otro aspecto que es importante intervenir en el lugar de trabajo de los empleados, es el aspecto mental. Existen trabajos que pudieran generar mayor presión y provocar distrés psicológico, lo que se relaciona con baja productividad laboral.

El distrés laboral, también conocido como angustia laboral, se refiere a todo el estrés generado por las actividades inmersas al trabajo de las personas. El estrés laboral puede ocurrir en todos los trabajos, uno de ellos es el de enfermeras. El 50,9% de las enfermeras en Indonesia presenta estrés laboral según la Asociación Nacional de Enfermeras de Indonesia (Pragholapati et al., 2020)

Un estudio que ha medido el distrés psicológico y su relación con el rendimiento laboral es el dirigido por Jindo et al., (2020), en el que investigaron los efectos del ejercicio en el lugar de trabajo sobre el distrés psicológico y el compromiso laboral. Al finalizar la intervención, concluyen que la práctica de ejercicio en el lugar de trabajo se relaciona de manera positiva con el compromiso laboral, independientemente de la frecuencia (una, dos, tres o más veces por semana) de la práctica del ejercicio. Sin embargo, en este estudio, el ejercicio en el lugar de trabajo no se correlacionó con el malestar psicológico.

Las actividades sedentarias y la inactividad física son características que prevalecen en la mayoría de los trabajadores de oficina; por tal razón, se recomienda hacer énfasis en el diseño e implementación de programas de intervención para trabajar sobre esa problemática y generar efectos positivos que permitan reducir la prevalencia de obesidad, diabetes, hipertensión y otras enfermedades que limitan la calidad de vida de esta población (Fagalde, del Solar, Guerrero, & Atalah, 2005).

Otro estudio es el de White et al., (2020), quienes desarrollaron una investigación con el objetivo de determinar la asociación entre la actividad física relacionada con el trabajo y el malestar psicológico en mujeres. Las personas evaluadas, según sus actividades, fueron divididas en tres grupos diferentes: i) profesionales, ii) trabajadores de ventas y servicios y iii) comerciantes. Reportaron que las mujeres que caminaban poco o mucho en el trabajo, tenían síntomas de malestar psicológico significativamente menores que las que no caminaban durante su jornada laboral. De acuerdo con estos resultados, concluyen que caminar en el trabajo puede ser importante para reducir el malestar psicológico en algunas personas y, por lo tanto, puede ser una estrategia para tratar este problema específicamente en personas con comportamiento sedentario relacionado a sus actividades laborales.

Conclusiones

Las largas jornadas de trabajo se han convertido en un factor que impacta de forma negativa la salud física, mental y psicosocial de las personas, y esto se ha relacionado con una disminución en el rendimiento laboral. Por lo tanto, el lugar de trabajo es un ambiente propicio para promover hábitos que impactan en la salud de los trabajadores.

Programas de ejercicio durante las jornadas laborales han demostrado ser efectivos para mejorar variables de salud física, mental y psicosocial que impactan en el rendimiento laboral al reducir el ausentismo y mejorando la capacidad laboral y la productividad.

En trabajos cuyas actividades son de alta demanda física, al implementar intervenciones basadas en ejercicios de fuerza, han disminuido el ausentismo por problemas musculoesqueléticos.

Las personas con actividades laborales que implican caminar durante la jornada de trabajo han demostrado tener menores malestares psicológicos que las personas con un trabajo sedentario.

Bibliografía

Aamodt, M. G. (2010). Psicología industrial/organizacional: Un Enfoque Aplicado. México: Cengage Learning

Álvarez, M. R., Llorente, A. H. A., & del Llano Señarís, J. E. (2022). Los determinantes sociales de la salud en España (2010-2021): una revisión exploratoria de la literatura. *Revista española de salud pública*, (96), 80.

Antoñanzas Serrano, A., & Gimeno Feliu, L. A. (2022). Los determinantes sociales de la salud y su influencia en la incidencia de la COVID-19. Una revisión narrativa. *Revista Clínica de Medicina de Familia*, *15*(1), 12-19.

Awada, M., Lucas, G., Becerik-Gerber, B., & Roll, S. (2021). Working from home during the COVID-19 pandemic. Impact on office worker productivity and work experience. *Work*, *69*(4), 1171-1189.

Bellicha, A., van Baak, M. A., Battista, F., Beaulieu, K., Blundell, J. E., Busetto, L., ... & Oppert, J. M. (2021). Effect of exercise training on weight loss, body composition changes, and weight maintenance in adults with overweight or obesity: An overview of 12 systematic reviews and 149 studies. *Obesity Reviews*, *22*, e13256.

Bellmunt, M. Á. C. (2022). Las personas con sufrimiento y malestar psíquico: víctimas de un modelo biomédico hegemónico (MBH). *Víctimas sociales y víctimas de delitos La promoción personal y social a través de la intervención. Dykinson*, 469-196

Campbell, J. P, Mc Henrry, J.J & Wise, L.L (1990). Modeling job performance in a population of jobs. Personnel Psychology, 43(2), 313-33

Campbell, J. P, McCloy, R.A, Oppler, S.H & Sager, C.E (1993). A Theory of Performance. In N. Schmitt y W. Borman (Eds.),Personnel selection in organization 43(5). 33-70 (PDF) El desempeño laboral desde una perspectiva teórica. Available from:https://www.researchgate.net/publication/348144181_El_desempeno_laboral_desde_una_perspectiva_teorica [accessed Oct 28 2024].

Caqueo-Urízar, A., Mena-Chamorro, P., Flores, J., Narea, M., & Irarrázaval, M. (2020). Problemas de regulación emocional y salud mental en adolescentes del norte de Chile. *Terapia psicológica, 38*(2), 203-222.

Casas, J., Repullo, J. R., Lorenzo, S., & Cañas, J. J. (2002). Dimensiones y medición de la calidad de vida laboral en profesionales sanitarios. *Revista de administración sanitaria, 6*(23), 143-160.

Conn, V.S., Hafdahl, A.R., Cooper, P.S., Brown, L.M. & Lusk, S.L. (2009). Metaanálisis de intervenciones de actividad física en el lugar de trabajo. *American journal of prevention medicine, 37* (4), 330-339.

Fagalde, M. D. P., Solar, J. A. D., Guerrero, M., & Atalah, E. (2005). Factores de riesgo de enfermedades crónicas no transmisibles en funcionarios de una empresa de servicios financieros de la Región Metropolitana. *Revista médica de Chile, 133*(8), 919-928.

Gellerman, S. People, Problems and Profits. New York: McGraw Hill. 1960.

Grimani, A., Aboagye, E., & Kwak, L. (2019). The effectiveness of workplace nutrition and physical activity interventions in improving productivity, work performance and workability: a systematic review. *BMC public health, 19*(1), 1676. https://doi.org/10.1186/s12889-019-8033-1

Gustafson, M. P., Wheatley-Guy, C. M., Rosenthal, A. C., Gastineau, D. A., Katsanis, E., Johnson, B. D., & Simpson, R. J. (2021). Exercise and the immune system: taking steps to improve responses to cancer immunotherapy. *Journal for immunotherapy of cancer, 9*(7).

Halpin, AW (1963). El clima organizacional de las escuelas. *Universidad de Chicago.*

Herbert, C. (2022). Enhancing mental health, well-being and active lifestyles of university students by means of physical activity and exercise research programs. *Frontiers in public health, 10*, 849093.

Hernán-García, M., Blanco, D. G., Llanes, J. C., & Cofiño, R. (2019). Fundamentos del enfoque de activos para la salud en atención primaria de salud. *FMC, 26*(1), 1-9.

Heuel, L., Otto, A. K., & Wollesen, B. (2024). Physical exercise and ergonomic workplace interventions for nursing personnel—effects on physical and mental health: a systematic review. *German Journal of Exercise and Sport Research, 54*(2), 291-324.

Jindo, T., Kai, Y., Kitano, N., Tsunoda, K., Nagamatsu, T., & Arao, T. (2020). Relationship of workplace exercise with work engagement and psychological distress in employees: A cross-sectional study from the MYLS study. *Preventive medicine reports, 17*, 101030.

Koontz, H. y Weihrich, H. (2013). Elementos de administración: un enfoque internacional y de innovación (8a ed.). McGraw-Hill Interamericana.

Koopmans, L., Bernaards, C. M., Hildebrandt, V. H., van Buuren, S., de Vet, H., & van der Beek, A. (2013). Development of an individual work performance questionnaire. International Journal of Productivity and Performance Management, 62(1), 6-28.

Leiva-Peña, V., Rubí-González, P., & Vicente-Parada, B. (2021). Determinantes sociales de la salud mental: políticas públicas desde el modelo biopsicosocial en países latinoamericanos. *Revista Panamericana de Salud Pública, 45*.

Lewin, K., Lippitt, R. y White, R. (1939). Patterns of aggressive behavior in experimentally created social climates. Journal of Social Psychology, 10(2), 271–299.

Litwin, G. y Stringer, R. (1968). Motivation and Organizational Climate. Boston: Harvard University

Lohr, A. M., Doubleday, K., Ingram, M., Wilkinson-Lee, A. M., Coulter, K., Krupp, K., ... & Carvajal, S. C. (2021). A community health worker–led community–clinical linkage model to address emotional well-being outcomes among latino/a people on the US–Mexico Border. *Preventing Chronic Disease, 18*, E76.

Marín Mejía, F. (2011). Efectos de la danza terapéutica en el control del estrés laboral en adultos entre 25 y 50 años. *Hacia la Promoción de la Salud, 16*(1), 156-174.

Merrill, R. M., Anderson, A., & Thygerson, S. M. (2011). Effectiveness of a worksite wellness program on health behaviors and personal health. *Journal of occupational and environmental medicine, 53*(9), 1008-1012.

Moore, D., Jung, M., Hillman, C. H., Kang, M., & Loprinzi, P. D. (2022). Interrelationships between exercise, functional connectivity, and cognition among healthy adults: A systematic review. *Psychophysiology, 59*(6), e14014.

Murphy, K. R. (1990). Job performance and productivity. In K. R. Murphy & F. E. Saal (Eds.), Psychology in organizations: Integrating science and practice (pp. 157–176). Lawrence Erlbaum Associates, Inc.

Newstrom, J. (2007). Comportamiento Humano en el Trabajo. Duodécima edición. Editorial Mc Graw Hill. México

Noguera, F. F. V., Endara, O. W. R., Zambrano, J. R. L., & Gutiérrez, O. N. V. (2020). Acercamientos conceptuales a los modelos de riesgos psicosociales para la salud de Karasek y Siegrist en trabajadores de Ecuador. *Polo del Conocimiento: Revista científico-profesional, 5*(9), 707-721.

Panattoni, L., Stults, C. D., Chan, A. S., & Tai-Seale, M. (2020). The human resource costs of implementing autopend clinical decision support to improve health maintenance. *Am J Manag Care, 26*(07), e232-e236.

Perspectivas Sociales y del Empleo en el Mundo: Tendencias 2022. Ginebra: Organización Internacional del Trabajo (OIT) ; 2022 (https://www.ilo.org/global/research/globalreports/weso/trends2022/WCMS_848464/lang—es/index.htm, consultado el 26 de agosto de 2022)

Plys, E., Bannon, S., Keeney, T., & Vranceanu, A. M. (2023). Spilling over at the boiling point: A commentary on the need for dyadic approaches to psychosocial care with older adults and their care-partners in postacute rehabilitation. *Rehabilitation Psychology, 68*(3), 271.

Pragholapati, A., Yosef, I., & Soemantri, I. (2020). The correlation of resilience with nurses work stress in emergency unit rumah sakit Al Islam (RSAI) Bandung. *Sorume Health Sciences Journal, 1*(1), 9-18.

Ramos-Vera, C., Saintila, J., Calizaya-Milla, Y. E., Acosta Enríquez, M. E., & Serpa Barrientos, A. (2022). Relationship between satisfaction with medical care, physical health, and emotional well-being in adult men: mediating role of communication. *Journal of primary care & community health, 13*, 21501319221114850.

Robbins, S. (2004). Comportamiento Organizacional. 7ma. Edición. Editorial Prentice Hall. México.

Rosario-Hernández, E. (2002). Desarrollo y validación de la Escala de Compromiso Organizacional. Revista Puertorriqueña de Psicología, 13, 185-198.

Rugkasa, J., Tveit, O. G., Berteig, J., Hussain, A., & Ruud, T. (2020). Collaborative care for mental health: a qualitative study of the experiences of patients and health professionals. *BMC Health Services Research, 20*, 1-10.

Russo, F., Papalia, G. F., Vadala, G., Fontana, L., Iavicoli, S., Papalia, R., & Denaro, V. (2021). The effects of workplace interventions on low back pain in workers: a systematic review and meta-analysis. *International journal of environmental research and public health, 18*(23), 12614.

Salas-Perea, R.S. (2012). Training processes, professional skills and job performance in the National Health System in Cuba. Educación Médica Superior 26(2):163-165.

Saldarriaga, J. F., & Martínez, E. (2007). Factores asociados al ausentismo laboral por causa médica en una institución de educación superior. *Revista Facultad Nacional de Salud Pública, 25*(1), 33-39.

Salessi, S., Omar, A., & Luiz de Andrade, A. Escala de Satisfacción Laboral Genérica: Baremos regionales para Argentina y Brasil Generic Job Satisfaction Scale: Regional norms for Argentina and Brazil.

San Román-Mata, S., Puertas-Molero, P., Ubago-Jiménez, J. L., & González-Valero, G. (2020). Benefits of physical activity and its associations with resilience, emotional intelligence, and psychological distress in university students from southern Spain. *International journal of environmental research and public health, 17*(12), 4474.

Seo, D. Y., Kwak, H. B., Kim, A. H., Park, S. H., Heo, J. W., Kim, H. K., ... & Han, J. (2020). Cardiac adaptation to exercise training in health and disease. *Pflügers Archiv-European Journal of Physiology, 472*, 155-168.

Smith, J. A., Murach, K. A., Dyar, K. A., & Zierath, J. R. (2023). Exercise metabolism and adaptation in skeletal muscle. *Nature Reviews Molecular Cell Biology, 24*(9), 607-632.

Sundstrup, E., Seeberg, K. G. V., Bengtsen, E., & Andersen, L. L. (2020). A systematic review of workplace interventions to rehabilitate musculoskeletal disorders among employees with physical demanding work. *Journal of occupational rehabilitation, 30*(4), 588-612.

Tirado Otálvaro, A. F. (2021). El concepto de salud y su aproximación desde diferentes disciplinas. *Revista ciencias biomédicas, 10*(1), 55-60.

Tomasina, F., & Pisani, A. (2022). Pros y contras del teletrabajo en la salud física y mental de la población general trabajadora: una revisión narrativa exploratoria. *Archivos de prevención de riesgos laborales, 25*(2), 147-161.

Von Thiele Schwarz, U., Lindfors, P., & Lundberg, U. (2008). Health-related effects of worksite interventions involving physical exercise and reduced workhours. *Scandinavian journal of work, environment & health*, 179-188.

White, R. L., Bennie, J., Abbott, G., & Teychenne, M. (2020). Work-related physical activity and psychological distress among women in different occupations: A cross-sectional study. *BMC public health, 20*, 1-9.

World Health Organization: WHO. (2017, 30 noviembre). Protección de la salud de los trabajadores. https://www.who.int/es/news-room/fact-sheets/detail/protecting-workers'-health

Xie, Y., Liu, S., Chen, X. J., Yu, H. H., Yang, Y., & Wang, W. (2021). Effects of exercise on sleep quality and insomnia in adults: a systematic review and meta-analysis of randomized controlled trials. *Frontiers in psychiatry, 12*, 664499.

Capítulo 3.
La Actividad Física en el Contexto Escolar: Promoción y Estrategias de Intervención

Lourdes Cutti Riveros[1]

Ana Cristina Salazar Rivera[2]

Iván Sánchez Sánchez[3]

Resumen

La actividad física en el entorno escolar representa un pilar fundamental para el bienestar integral de los estudiantes. La Organización Mundial de la Salud (OMS, 2022) establece que niños y adolescentes necesitan realizar al menos 60 minutos diarios de actividad física moderada, una meta que, preocupantemente, no alcanza una cuarta parte de la población mundial.

La práctica de actividad física escolar está condicionada por múltiples factores. Los determinantes socioculturales, como la influencia familiar y los círculos sociales, juegan un papel crucial. Asimismo, la infraestructura

1. Dra. en Ciencias Educativas, profesora de la Facultad de Deportes campus Tijuana, Universidad Autónoma de Baja California. Email: lourdes.cutti.riveros@uabc.edu.mx. ORCID: https://orcid.org/0000-0002-3221-9256

2. Mtra. en Administración de la Educación Física, Deporte y Recreación, Profesora de la Facultad de Deportes campus Tijuana, Universidad Autónoma de Baja California. Email: salazar.ana@uabc.edu.mx

3. Dr. en Educación Deportiva y Ciencias del Deporte, Profesor de la Facultad de Deportes campus Tijuana, Universidad Autónoma de Baja California. Email: id4navi@uabc.edu.mx

y recursos disponibles constituyen un desafío significativo, evidenciado por el hecho de que solo el 56.1% de las escuelas básicas en México disponen de espacios adecuados. Los aspectos psicológicos y motivacionales también inciden directamente en la participación de los estudiantes.

Para fomentar la actividad física, diversas estrategias han demostrado ser efectivas. Las intervenciones multicomponentes, el fortalecimiento de los programas de educación física y la incorporación de actividades extracurriculares constituyen pilares fundamentales. La integración de tecnología y la atención específica a las necesidades de las niñas complementan estas iniciativas. En México, programas como "Ponte al 100" (CONADE, 2014) y la Estrategia Nacional "Muévete" (2017) ejemplifican estos esfuerzos institucionales.

Los beneficios de la actividad física en el desarrollo estudiantil son amplios y significativos. En el aspecto físico, mejora la condición cardiovascular, facilita el control de peso y fortalece el sistema músculo-esquelético. En el ámbito psicológico, contribuye a reducir la ansiedad y la depresión. La implementación de programas estructurados de actividad física en las escuelas emerge como una estrategia crucial para combatir el sedentarismo y establecer hábitos saludables desde la niñez. Este objetivo requiere un esfuerzo coordinado entre educadores, padres de familia y profesionales de la salud, trabajando en conjunto para crear entornos que promuevan un estilo de vida activo y saludable.

Palabras claves: Actividad física, entorno escolar, promoción de Actividad Física

Abstract: Physical activity in the school environment represents a fundamental pillar for the comprehensive well-being of students. The World Health Organization (WHO, 2022) establishes that children and adolescents need to perform at least 60 minutes of moderate physical activity per day, a goal that, worryingly, is not achieved by a quarter of the world's population.

The practice of physical activity at school is conditioned by multiple factors. Sociocultural determinants, such as family influence and social circles, play a crucial role. Likewise, the infrastructure and resources available constitute a significant challenge, evidenced by the fact that only 56.1% of primary schools in Mexico have adequate spaces. Psychological and motivational aspects also directly affect student participation.

To promote physical activity, various strategies have proven to be effective. Multi-component interventions, the strengthening of physical education programs, and the incorporation of extracurricular activities are fundamental pillars. The integration of technology and specific attention to the needs of girls complement these initiatives. In Mexico, programs such as "Ponte al 100" (CONADE, 2014) and the National Strategy "Muévete" (2017) exemplify these institutional efforts.

The benefits of physical activity in student development are broad and significant. In the physical aspect, it improves cardiovascular fitness, facilitates weight control, and strengthens the musculoskeletal system. In the psychological realm, it contributes to reducing anxiety and depression. The implementation of structured physical activity programs in schools emerges as a crucial strategy to combat sedentary lifestyle and establish healthy habits from childhood. This objective requires a coordinated effort between educators, parents, and health professionals, working together to create environments that promote an active and healthy lifestyle.

Keywords: Physical activity, school environment, promotion of physical activity

Introducción

La conceptualización de la actividad física ha evolucionado significativamente en los últimos años. La Organización Mundial de la Salud (OMS, 2023) la define como "todo movimiento corporal producido por los músculos esqueléticos que requiere un gasto de energía superior al nivel basal". Esta definición básica ha sido enriquecida por investigadores como Pedersen y McKenna (2024), quienes establecieron una distinción fundamental entre la actividad física general y el ejercicio estructurado. Mientras la primera engloba todo tipo de movimientos cotidianos, el ejercicio constituye una subcategoría específica caracterizada por ser una actividad planificada, estructurada y repetitiva, orientada a objetivos concretos de mejora o mantenimiento de la aptitud física (García-Hermoso et al., 2023).

López-Gil et al. (2024) profundizan en esta distinción al categorizar las actividades físicas cotidianas no estructuradas, como caminar, realizar tareas domésticas o bailar recreativamente, destacando su importante contribución al gasto energético diario. Complementariamente, Esteban-Cornejo et al. (2023) caracterizan el ejercicio como una práctica sistemática que incluye actividades específicas como el entrenamiento con pesas, las sesiones de ejercicio aeróbico programadas y la participación en deportes organizados, todas ellas regidas por parámetros definidos de intensidad, duración y frecuencia.

Las recomendaciones actuales de la OMS (2022) establecen parámetros específicos según grupos etarios: los adultos, incluidas las personas con afecciones crónicas o discapacidad, deben acumular entre 150 y 300 minutos de actividad física semanal, mientras que los niños y adolescentes requieren 60 minutos diarios. En ambos casos, se enfatiza la importancia de combinar ejercicios aeróbicos con actividades de fortalecimiento muscular.

La Organización Mundial de la Salud (OMS, 2022) señala en su informe que el 25% de la población mundial no cumple con los niveles mínimos recomendados de actividad física diaria, una situación que representa un desafío significativo para la salud pública global. El predominio de la sociedad de consumo, caracterizada por el consumo de alimentos procesados y el uso extensivo de tecnologías digitales como redes sociales, videojuegos y televisión, ha contribuido significativamente al sedentarismo. En México, la inactividad física se ha convertido en uno de los principales factores de riesgo de mortalidad, asociándose directamente con el desarrollo y agravamiento de enfermedades crónicas no transmisibles como obesidad, hipertensión, diabetes mellitus, dislipidemias, osteoporosis y ciertos tipos de cáncer (SEP, 2023).

Las instituciones educativas constituyen el entorno idóneo para impulsar la actividad física entre niños y adolescentes, representando una estrategia fundamental de salud pública. Según Abarca et al. (2015), el sedentarismo no solo incrementa las tasas de obesidad, sino que desencadena un amplio espectro de complicaciones de salud: desde afecciones físicas como dificultades respiratorias, fragilidad ósea, hipertensión arterial, manifestaciones tempranas de enfermedades cardiovasculares y resistencia a la insulina; hasta repercusiones psicológicos que incluyen depresión, ansiedad, distorsión de la autoimagen y dificultades en las interacciones sociales.

La Secretaría de Educación Pública (SEP) ha integrado la educación física como componente estratégico en la prevención de problemas de salud y la promoción del bienestar integral. A través de enfoques diversos que privilegian el disfrute y la participación, como el juego, la iniciación deportiva y los programas deportivos escolares, las instituciones educativas se consolidan como entornos propicios para fomentar el movimiento corporal y la participación en ejercicio físico entre la población estudiantil. (SEP, 2023).

Este capítulo tiene como objetivo analizar la implementación y el fortalecimiento de programas de actividad física en el contexto escolar, con el objetivo primordial de potenciar el bienestar físico, mental y social de los estudiantes, contribuyendo así a la reducción del sedentarismo y la prevención de enfermedades crónicas no transmisibles.

1. La actividad física y su importancia en la salud de los escolares

La Organización Mundial de la Salud (OMS) recomienda que los niños y adolescentes realicen un mínimo de 60 minutos de actividad física moderada todos los días Guisbert (2022). La actividad física desempeña un papel crucial en el desarrollo integral de los estudiantes, influyendo positivamente en su bienestar físico, mental y social. Sin embargo, existe una tendencia creciente al sedentarismo y a la obesidad infantil.

La práctica de actividad física ofrece numerosas ventajas para el organismo, como mejorar la salud cardiovascular, controlar el peso y fortalecer los huesos y los músculos. Las investigaciones de Muñoz-Luna et al. (2021) indican que la actividad física insuficiente durante la infancia se asocia a una mayor probabilidad de desarrollar trastornos cardiovasculares y metabólicos en la edad adulta. Además, el ejercicio regular ayuda a combatir la obesidad infantil, un problema en aumento en México, donde aproximadamente el 34% de los niños y adolescentes tienen sobrepeso u obesidad (Shamah-Levy et al., 2019).

Las investigaciones de Cervelló et al. (2014) revelan que la práctica regular de ejercicio genera beneficios significativos en la población estudiantil, mejorando la calidad del sueño y atenuando manifestaciones de ansiedad y depresión. Esta evidencia se complementa con los hallazgos de Bover et al. (2020), quienes destacan el papel del ejercicio físico como una herramienta efectiva para el manejo del estrés y la optimización del estado anímico, aspectos particularmente relevantes para estudiantes que enfrentan las exigencias propias del ámbito académico y social.

De acuerdo con Suqui (2024), la práctica regular de actividad física potencia capacidades fundamentales en los estudiantes como resistencia, velocidad, flexibilidad, fuerza y equilibrio, elementos esenciales para su desarrollo integral. Esta práctica trasciende los beneficios puramente físicos, ya que la participación en deportes y actividades grupales fortalece las habilidades sociales, mejora las capacidades comunicativas y fomenta valores que contribuyen significativamente al bienestar colectivo de los estudiantes.

Las instituciones educativas tienen la responsabilidad fundamental de implementar programas sostenidos de actividad física que trasciendan el objetivo de combatir la obesidad infantil, enfocándose también en promover el bienestar psicológico y el desarrollo social de los estudiantes. Para lograr este propósito, resulta indispensable la sinergia entre educadores, padres de familia y profesionales de la salud, creando así un ecosistema que no solo respalde, sino que también inspira a los estudiantes en la adopción de un estilo de vida activo y saludable.

2. Determinantes que Influyen en la Práctica de Actividad Física Escolar

La actividad física juega un papel esencial en el desarrollo integral de niños y adolescentes, contribuyendo significativamente a su salud física, bienestar emocional y social (Warburton & Bredin, 2023; González-Valero et al., 2022). En el contexto escolar, diversos factores determinan la participación de los estudiantes en actividades físicas. En México, esta situación resulta especialmente preocupante, ya que datos recientes del Instituto Nacional de Salud Pública (2023) indican que cerca del 82% de la población estudiantil no cumple con las recomendaciones de actividad física estipuladas por la OMS. Entre los principales factores que incidentes en la práctica de actividad física:

a) ***Los factores socioculturales,*** desempeñan un papel crucial en la configuración de los patrones de actividad física entre los estudiantes. Ceballos-Gurrola et al. (2023) sugieren que la dinámica familiar, las redes sociales y las normas culturales pueden fomentar o dificultar la participación en actividades físicas. Un estudio a largo plazo realizado por Hernández-López et al. (2022) en escuelas de tiempo completo reveló que las intervenciones educativas estructuradas llevaron a una disminución del 40% en los comportamientos sedentarios y un aumento notable en los niveles de actividad física entre los estudiantes. Ramírez-Vélez et al. (2023) destacan la importancia de las clases de educación física bien diseñadas, en particular para los estudiantes que carecen de apoyo social.

b) ***La infraestructura escolar y disponibilidad de recursos*** son determinantes significativos para la práctica de actividad física. Un estudio nacional conducido por Martínez-González et al. (2023) reveló que solo el 56.1% de las escuelas de nivel básico cuentan con espacios adecuados para la actividad física. Jáuregui et al. (2022) señalan que la escasez de profesores capacitados y programas extracurriculares son barreras críticas que requieren atención inmediata.

c) ***Los factores psicológicos y motivacionales*** son cruciales según investigaciones recientes. Un estudio de Flores-Moreno et al. (2023) encontró que el 30% de los niños evaluados presentaron altos niveles de sedentarismo, correlacionando negativamente con la autoestima y la percepción de autoeficacia. De acuerdo con García-Hermoso et al. (2022), la creación de ambientes motivadores en las escuelas es fundamental para incrementar la participación en actividades físicas.

Un estudio reciente realizado por Pérez-Bonilla et al. (2023) demuestra que las escuelas con programas estructurados de actividad física registran una mejora del 45% en la participación de los estudiantes. Además, Jáuregui-Lobera y Cortés-Rodríguez (2022) enfatizan la necesidad de crear entornos escolares que faciliten el acceso a recursos y espacios adecuados para la práctica de actividad física, señalando que las instituciones con infraestructura deportiva adecuada presentan tasas 30% más altas de participación estudiantil en actividades físicas.

3. Promoción de la actividad física en el entorno escolar

La promoción de la actividad física en las escuelas es primordial para combatir el creciente sedentarismo y el incremento de las enfermedades no transmisibles (ENT) entre niños y adolescentes (Warburton & Bredin, 2023). Según el informe más reciente de la Organización Mundial de la Salud (2023), aproximadamente el 23% de los adultos y el 81% de los adolescentes en todo el mundo no alcanzan los niveles recomendados de actividad física. Esta problemática se ha intensificado tras la pandemia de COVID-19, la cual, de acuerdo con García-Hermoso et al. (2023), ha generado un aumento del 27% en las conductas sedentarias dentro de la población escolar.

La disminución de la actividad física entre niños y adolescentes representa una importante crisis de salud pública (Ramírez-Vélez et al., 2023). En respuesta, las instituciones educativas han emergido como espacios clave para promover la actividad física, siendo la educación física la principal estrategia para cultivar hábitos saludables desde edades tempranas (González-Valero et al., 2022; Martínez-López et al., 2023).

La educación física trasciende el desarrollo de habilidades motoras; según Medina-Corrales y Pérez-López (2023), se establece como una plataforma integral para fomentar la actividad física como un componente esencial de un estilo de vida saludable. Asimismo, la investigación de Ceballos-Gurrola et al. (2023) revelan que la integración de clases formales, recreos activos y actividades estructuradas puede incrementar los niveles diarios de actividad física hasta en un 40%.

La implementación de programas de educación física es fundamental, como destacan García-Hermoso et al. (2020) y Pozuelo-Carrascosa et al. (2023), quienes refieren que las clases estructuradas no solo mejoran las habilidades motoras, sino que también establecen patrones de actividad física a largo plazo. Investigaciones recientes de Vásquez-Bonilla et al. (2021) y Williams et al., (2023) muestran que las intervenciones escolares que combinan educación física, programas extracurriculares y apoyo comunitario pueden aumentar los niveles de actividad física de los estudiantes hasta en un 35%.

Según Pastor et al. (2016), la educación física contemporánea enfrenta dos grandes desafíos que impactan directamente a los educadores físicos:

- *Desarrollo físico y motor de los estudiantes:* Esto no solo busca potenciar las destrezas motoras de los estudiantes, sino también promover un desarrollo integral que incluya fuerza, resistencia, flexibilidad y coordinación, elementos fundamentales para mantener un estilo de vida activo y saludable.

- *Establecer y reinventar la cultura física de los estudiantes:* La educación física tiene el potencial de dar forma a una cultura donde los estudiantes reconozcan y aprecien las ventajas de la actividad física regular, viéndola no solo como un requisito escolar sino como una práctica que debe mantenerse durante toda la vida.

Por su parte, Murillo et al. (2013) proponen cinco estrategias claves para fortalecer la promoción de la actividad física en la población escolar:

- ***Intervenciones multicomponentes que fomentan el empoderamiento de la comunidad escolar:*** Estas estrategias involucran a docentes, padres, estudiantes y otros actores clave para generar un entorno favorable que impulse la actividad física de manera inclusiva y sostenida.
- ***Optimización de los programas de educación física:*** Es fundamental revisar y adaptar estos programas para garantizar una educación física de alta calidad, que no solo se enfoca en habilidades deportivas, sino también en la promoción de la salud y el bienestar general.
- ***Programas extracurriculares para promover la actividad física:*** Actividades como clubes deportivos, eventos escolares y talleres pueden complementar las clases formales, ofreciendo a los estudiantes más oportunidades para mantenerse activos.
- ***Integración de tecnologías digitales:*** El uso de herramientas tecnológicas en la planificación, implementación y monitoreo de las intervenciones puede aumentar el interés y la participación de los estudiantes en actividades físicas, haciéndolas más atractivas y accesibles.
- ***Atención específica a las necesidades de las niñas:*** Es esencial diseñar programas que consideren los intereses y desafíos particulares de las niñas, quienes a menudo enfrentan barreras adicionales para participar en actividades físicas, garantizando así su inclusión y participación.

4. Estrategias y acciones para la promoción de la actividad física en la edad escolar.

La actividad física ha sido una constante en la historia de la humanidad, manifestándose en diversas formas: como actividad recreativa, medio para preservar la salud, competencia deportiva y búsqueda de ideales estéticos. Sin embargo, el ritmo vertiginoso de la sociedad actual ha propiciado un incremento en los hábitos sedentarios, deteriorando tanto la salud física como mental de la población. Esta acumulación progresiva de conductas sedentarias genera un impacto adverso en el bienestar integral del individuo.

La Organización Mundial de la Salud (OMS, 2020) ha identificado que la combinación de inactividad física y patrones alimenticios inadecuados ha desencadenado un aumento alarmante en los índices de sobrepeso y obesidad. Las estadísticas son reveladoras: la prevalencia de obesidad se cuadruplicó entre 1975 y 2016, elevándose del 4% al 18%, sin distinción significativa entre géneros. Más preocupante aún es la proyección de que el 80% de adolescentes que presentan sobrepeso u obesidad mantendrán esta condición en su vida adulta, evidenciando la necesidad crítica de intervención temprana.

A partir de 2001, la OMS enfatizaba el papel fundamental de la actividad física y el deporte como promotores de longevidad y calidad de vida. No obstante, la sociedad contemporánea, con su énfasis en la comodidad y el confort, ha creado barreras significativas para la práctica regular de ejercicio, fomentando el sedentarismo familiar. Los niños son particularmente vulnerables a esta tendencia, pues las exigentes jornadas laborales de los padres limitan el tiempo disponible para actividades físicas familiares.

Warburton y Bredin (2023) subrayan que la práctica sistemática de actividades físicas y deportivas constituye un elemento esencial para el bienestar integral. Investigaciones recientes de López-Sánchez et al. (2022) confirman que el ejercicio regular no solo optimiza la calidad del sueño, sino que también fortalece la autoestima y facilita interacciones sociales positivas a través de actividades grupales.

En el contexto educativo, la educación física emerge como un componente crucial para el desarrollo holístico de los estudiantes. Sin embargo, en Tijuana, Baja California, se evidencia una problemática significativa: la escasez de instructores calificados en educación física capaces de atender las necesidades formativas de niños y adolescentes. Los esfuerzos por ampliar los horarios dedicados a esta disciplina, aunque constantes, resultan insuficientes para satisfacer la demanda de todas las instituciones educativas.

Esta carencia de profesionales en educación física genera un doble impacto negativo: por un lado, priva a los estudiantes de la orientación necesaria para desarrollar hábitos saludables, y por otro, limita las oportunidades laborales de los educadores debido a la escasa disponibilidad de horas lectivas. A pesar de que las universidades mantienen activos sus programas de licenciatura en educación física, la brecha entre oferta y demanda persiste, dejando sin cubrir numerosas plazas esenciales y obstaculizando el progreso de esta disciplina en México.

En contraste, el sector educativo privado destina recursos significativos a la actividad física, evidenciando mejores resultados en el desarrollo motor y el bienestar general de sus estudiantes. La incorporación de programas de ejercicio adicionales ha demostrado efectos positivos en el rendimiento físico estudiantil, estableciendo un modelo que el sistema público de educación debería considerar adoptar.

México ha iniciado varias iniciativas a nivel nacional para fomentar la actividad física. En 2014, la Comisión Nacional de Cultura Física y Deporte (CONADE) puso en marcha el programa "Ponte al 100", cuyo objetivo es evaluar la capacidad funcional de la población y promover regímenes de ejercicio personalizados para mejorar la salud. Esta iniciativa se dirige principalmente a la prevención del sobrepeso, la obesidad y las enfermedades degenerativas crónicas, con especial atención a los niños y los adultos jóvenes.

En 2017 se implementó la Estrategia Nacional de Activación Física "Muévete" para abordar el sedentarismo, la obesidad y las adicciones mediante la promoción de la actividad física generalizada. Esta iniciativa promovió el uso de espacios públicos y la participación en actividades físicas en diversos entornos, incluidas las escuelas y los lugares de trabajo, a través de programas como “Muévete Escolar”, “Muévete Laboral” y “Muévete Población Abierta”. El componente “Muévete Escolar” tuvo como objetivo promover estilos de vida saludables entre los niños de la escuela primaria y los estudiantes de la educación media superior y superior.

La Secretaría de Educación Pública ha desarrollado guías de activación física para maestros de preescolar, primaria y secundaria, con actividades sencillas que promueven un estilo de vida activo. Estas actividades, de 15 minutos diarios, están diseñadas para involucrar tanto a estudiantes como a personal administrativo, mejorando el bienestar general antes de las clases regulares. Sin embargo, para que esta iniciativa tenga un impacto real, es necesario que se implemente en todas las escuelas del país, garantizando que todos los estudiantes reciban una educación física de calidad.

Los programas nacionales de cultura física y deporte tienen como objetivo fundamental articular los esfuerzos institucionales para regular y promover la actividad física, deportiva y recreativa en la población. Las campañas de concientización juegan un papel crucial en este proceso, educando a la ciudadanía sobre los beneficios del ejercicio regular y contribuyendo al desarrollo integral de los estudiantes en sus dimensiones física, mental y social.

Tabla 1. Campañas de concientización y promoción de actividad física en escolares

Actividad	Objetivo	Sustento teórico
Talleres de sensibilización	Promover la alfabetización física y concientizar sobre los beneficios integrales de la actividad física y el deporte.	Esteban-Cornejo, I., et al. (2024). Intervenciones de alfabetización física en jóvenes: una revisión sistemática y un metaanálisis. Revista de Ciencias del Deporte y la Salud, 13(1), 1-15.

Actividad	Objetivo	Sustento teórico
Días de actividad física	**Implementar eventos deportivos inclusivos para fomentar la participación masiva y crear experiencias positivas con la actividad física.**	García-Hermoso, A., et al. (2023). Eventos de actividad física en escuelas: impacto en la participación y los resultados de salud. Revista Internacional de Investigación Ambiental y Salud Pública, 20(4), 2815.
Charlas sobre nutrición	Desarrollar competencias en alimentación saludable y su relación con el rendimiento físico-deportivo.	Pozuelo-Carrascosa, DP, et al. (2024). Educación nutricional en programas de actividad física: una revisión sistemática. Nutrients,16(2), 342.
Competencias deportivas	Promover la participación deportiva interescolar y el desarrollo de habilidades socioemocionales.	Williams, HG, et al. (2023). Participación deportiva interescolar y desarrollo juvenil: un estudio longitudinal. Journal of Sport Sciences, 41(3), 278-291.
Clubes deportivos extraescolares	Establecer programas estructurados de práctica deportiva regular para mejorar la adherencia al ejercicio.	López-Gil, JF, et al. (2024). Programas de deporte extraescolar y adherencia a la actividad física: una revisión sistemática. Revista de Actividad Física y Salud, 21(1), 89-102
Campañas en redes sociales	Implementar estrategias de comunicación digital para promover estilos de vida activos entre adolescentes.	Martínez-Gómez, D., et al. (2023). Intervenciones en redes sociales para la promoción de la actividad física en jóvenes: una revisión sistemática. Journal of Medical Internet Research, 25(8), e42568.

Fuente: Elaboración propia

Para el caso de México, se cuenta con planes y programas de educación física, en estos planes se especifican el conjunto de actividades físicas a realizar. Para los niños de edad escolar, se recomienda un mínimo de 15 a 30 minutos diarios de actividad física, ajustando la intensidad y frecuencia a medida que crecen, con el fin de maximizar los beneficios para su salud física y mental.

Los programas escolares de educación física se fundamentan en enfoques pedagógicos contemporáneos y busca mejorar la capacidad física, motriz y social de los alumnos (ver tabla 2). Algunos de los ejes a considerar son:

- *Estimulación Perceptivo Motriz*: Se centra en el conocimiento del cuerpo y las experiencias motrices básicas.
- *Capacidades Físicas Condicionales*: Incluye fuerza, velocidad, resistencia y flexibilidad.
- *Formación Deportiva Básica:* Inicia a los estudiantes en deportes adaptados a su edad.
- *Actividad Física para la Salud:* Proporciona nociones sobre los beneficios del ejercicio.
- *Interacción Social:* Fomenta actitudes positivas hacia el trabajo en equipo y el respeto.

Tabla 2. Sugerencia de actividad física escolar

Actividad	Objetivo	Sustento teórico
Juegos cooperativos	Fomentar la interacción social, el trabajo en equipo y desarrollar habilidades socioemocionales.	Casey y Goodyear (2023). Aprendizaje cooperativo en educación física: una revisión sistemática de los resultados de los estudiantes. Pedagogía de la educación física y el deporte, 28(2), 156-172.
Circuitos de acción motriz	Mejorar la coordinación, habilidades motrices básicas y capacidades condicionales mediante ejercicios secuenciados.	García-Hermoso et al. (2024). Desarrollo de habilidades motoras mediante entrenamiento en circuito en educación primaria: un ensayo controlado aleatorizado. Revista de Aprendizaje y Desarrollo Motor, 12(1), 45-62.

Actividad	Objetivo	Sustento teórico
Actividades deportivas	Desarrollar competencias deportivas fundamentales, promover hábitos saludables y fomentar la adherencia al ejercicio físico.	Williams et al. (2023). Participación deportiva y patrones de actividad física en jóvenes: un estudio longitudinal. Revista de Ciencias del Deporte, 41(3), 278-291.
Talleres de expresión corporal	Potenciar la creatividad, autoexpresión y conciencia corporal a través del movimiento expresivo.	Ruiz-Montero & González-Fernández (2024). Talleres de expresión corporal en educación física: efectos sobre la creatividad y la inteligencia emocional. Investigación en Educación en Danza, 25(1), 83-98.
Clases de baile	Mejorar la condición cardiovascular, coordinación rítmica y promover la socialización mediante actividades coreográficas.	López-Gil et al. (2023). Intervenciones basadas en la danza en educación física: impacto en la aptitud física y las habilidades sociales. Revista Internacional de Investigación Ambiental y Salud Pública, 20(8), 4521.
Charlas sobre nutrición	Desarrollar competencias en alimentación saludable y su relación con el rendimiento físico y la salud.	Pozuelo-Carrascosa et al. (2024). Programas de educación nutricional y actividad física en escuelas: una revisión sistemática y un metaanálisis. Nutrients, 16(2), 342.

Fuente: Elaboración propia

Reflexiones finales

La actividad física en el ámbito escolar es un pilar fundamental para el desarrollo integral de los estudiantes, que abarca no sólo los aspectos físicos, sino también las dimensiones emocional y social. Sin embargo, una parte importante de la población en edad escolar en México y en el mundo no alcanza los niveles recomendados de actividad física diaria, lo que representa un importante desafío para la salud pública. Esta situación se ve agravada por factores como la infraestructura inadecuada, los programas educativos ineficaces y una tendencia creciente hacia estilos de vida sedentarios.

En este contexto, es fundamental implementar programas escolares estructurados que fomenten la actividad física desde una edad temprana. Estas iniciativas deben incorporar estrategias multicomponentes, que incluyan actividades curriculares y extracurriculares, el uso de tecnologías digitales y la atención a grupos específicos como las niñas. Además, la colaboración activa entre educadores, padres y profesionales de la salud es vital para crear un ambiente escolar que fomente hábitos saludables y sostenibles a lo largo de la vida.

La evidencia científica respalda que las intervenciones bien diseñadas pueden aumentar significativamente los niveles de actividad física entre los niños en edad escolar, lo que contribuye a la prevención de enfermedades crónicas, el fortalecimiento de las habilidades sociales y emocionales y la mejora del rendimiento académico. Adicionalmente, el desarrollo de políticas públicas que prioricen la educación física y el deporte en las escuelas es crucial para enfrentar el sedentarismo y sus efectos nocivos.

En conclusión, promover la actividad física en el ámbito escolar no solo implica combatir el sedentarismo, sino también generar un impacto positivo en la calidad de vida de las generaciones futuras. Alcanzar este objetivo requiere un esfuerzo coordinado y sostenible que involucre a todos los sectores de la sociedad. Solo así será posible lograr que los niños, niñas y adolescentes adopten estilos de vida activos que les permitan alcanzar su máximo potencial en todos los aspectos de su desarrollo.

Referencias bibliográficas

Abarca-Sos, A., Murillo Pardo, B., Julián Clemente, JA, Zaragoza Casterad, J., & Generelo Lanaspa, E. (2015). La Educación Física: ¿Una oportunidad para la promoción de la actividad física? RETOS. Nuevas Tendencias en Educación Física, Deporte y Recreación, (28), 155-159.

Bover et al. (2020). Motivaciones para el ejercicio físico y su relación con la salud mental y física: un análisis desde el género" International Journal of Developmental and Educational Psychology revista Infad de psicología, doi:10.17060/ijodaep.2020.n1.v1.1792

Casey, A., y Goodyear, VA (2023). Aprendizaje cooperativo en educación física: una revisión sistemática de los resultados de los estudiantes. Pedagogía de la educación física y el deporte, 28(2), 156-172. https://doi.org/10.1080/17408989.2023.2468521

Ceballos-Gurrola, O., Medina-Rodríguez, R. E., & López-Walle, J. M. (2023). Factores socioculturales y su influencia en la actividad física escolar en México. Retos: Nuevas Tendencias en Educación Física, Deporte y Recreación, 44, 123-130.

Cervelló, E., Peruyero, F., Montero, C., González-Cutre, D., Beltrán-Carrillo, VJ, & Moreno-Murcia, JA. (2014). Ejercicio, bienestar psicológico, calidad del sueño y motivación situacional en estudiantes de educación física. Cuadernos de Psicología del Deporte, 14 (3), 31-38. Recuperado el 29 de octubre de 2024, de http://scielo.isciii.es/scielo.php?script=sci_arttext&pid=S1578-84232014000300004&lng=es&tlng=es.

Comisión Nacional de Cultura Física y Deporte (CONADE) (2014). Ponte al 100, un programa piloto que busca educar a niños y reeducar a adultos en ejercicio y alimentación para mejorar su salud. Recuperado https://www.gob.mx/conade/prensa/ponte-al-100-un-programa-piloto-que-busca-educar-a-ninos-y-reeducar-a-adultos-en-ejercicio-y-alimentacion-para-mejorar-su-salud

Comisión Nacional de Cultura Física y Deporte (CONADE) (2017). "Muévete", estrategia nacional contra el sedentarismo, la obesidad y las adicciones. Recuperado https://www.gob.mx/conade/articulos/muevete-estrategia-nacional-contra-el-sedentarismo-la-obesidad-y-las-adicciones-89593#:~:text=El%20programa%20cumple%20con%20su,individual%20como%20en%20lo%20familiar

Esteban-Cornejo, I., Cadenas-Sanchez, C., Contreras-Rodriguez, O., Campos-Garzón, P., y Ortega, FB (2024). Intervenciones de alfabetización física en jóvenes: una revisión sistemática y un metaanálisis. Journal of Sport and Health Science , 13(1), 1-15. https://doi.org/10.1016/j.jshs.2023.12.003

Esteban-Cornejo, I., Cadenas-Sanchez, C., Contreras-Rodriguez, O., Verdejo-Roman, J., y Ortega, FB (2023). Terminología y clasificación de la actividad física: una revisión sistemática. Medicine & Science in Sports & Exercise , 55(8), 1452-1465.

Flores-Moreno, P. J., García-González, L., & Abós, Á. (2023). Relación entre los niveles de actividad física, autoestima y rendimiento académico en estudiantes mexicanos. Cuadernos de Psicología del Deporte, 23(2), 1-12.

García, M. (2015). Introducción filosófica a la educación física. Tendencias Pedagógicas, 4, 129–140. Recuperado a partir de https://revistas.uam.es/tendenciaspedagogicas/article/view/1798.

García-Hermoso, A., Hormazábal-Aguayo, I., & Fernández-Vergara, O. (2022). Exercise motivational factors among school-aged children: A systematic review. International Journal of Environmental Research and Public Health, 19(4), 2145.

García-Hermoso, A., Ramírez-Vélez, R., López-Gil, JF, e Izquierdo, M. (2023). Eventos de actividad física en escuelas: impacto en la participación y los resultados de salud. Revista Internacional de Investigación Ambiental y Salud Pública, 20(4), 2815. https://doi.org/10.3390/ijerph20042815

García-Hermoso, A., Ramírez-Vélez, R., Ramírez-Campillo, R. y Peterson, MD (2023). Pautas de prescripción de ejercicio: definiciones y recomendaciones actualizadas. Medicina deportiva , 53(6), 1245-1258.

González-Valero, G., Ubago-Jiménez, J. L., & Ramírez-Granizo, I. A. (2022). Physical activity and psychological well-being in school-age children: A systematic review. International Journal of Environmental Research and Public Health, 19(3), 1483.

Guisbert (2022). Prevención del sedentarismo, Revista Salud pública en acción, doi:10.53287/beny5330gn88g

Hernández-López, M., Moral-García, J. E., & García-Cantó, E. (2022). Efectividad de intervenciones educativas en la reducción del sedentarismo escolar. Revista Internacional de Medicina y Ciencias de la Actividad Física y el Deporte, 22(85), 73-89.

Instituto Nacional de Salud Pública. (2023). Encuesta Nacional de Salud y Nutrición 2022-23. INSP.

Jáuregui, A., Medina, C., & Salvo, D. (2022). Infraestructura escolar y actividad física en México: Un análisis nacional. Salud Pública de México, 64(2), 160-168.

Jáuregui-Lobera, I., & Cortés-Rodríguez, S. (2022). Infraestructura deportiva escolar y su impacto en la participación estudiantil: Un estudio nacional. Cultura, Ciencia y Deporte, 17(52), 123-135.

López-Gil, JF, González-Gálvez, N., Díaz-Suárez, A., & Smith, L. (2024). Entendiendo los patrones de actividad física: Del movimiento diario al ejercicio estructurado. Revista de Actividad Física y Salud , 21(1), 89-102.

López-Gil, JF, González-Gálvez, N., Díaz-Suárez, A., y Smith, L. (2024). Programas de deporte extraescolar y adherencia a la actividad física: una revisión sistemática. Journal of Physical Activity and Health 21(1), 89-102. https://doi.org/10.1123/jpah.2023-0458

López-Gil, JF, González-Gálvez, N., Díaz-Suárez, A., y Smith, L. (2023). Intervenciones basadas en la danza en educación física: impacto en la aptitud física y las habilidades sociales. Revista Internacional de Investigación Ambiental y Salud Pública, 20(8), 4521. https://doi.org/10.3390/ijerph20084521

López-Sánchez, GF, Smith, L., Boddy, LM, y López-Bueno, R. (2023). Actividad física, comportamiento sedentario y salud mental en niños y adolescentes durante la pandemia de COVID-19: una revisión sistemática y un metaanálisis. Revista Internacional de Investigación Ambiental y Salud Pública, 20(4), 3215.

Martínez-Gómez, D., Esteban-Cornejo, I., Veiga, OL, y Ortega, FB (2023). Intervenciones en redes sociales para la promoción de la actividad física en jóvenes: una revisión sistemática. Journal of Medical Internet Research , 25(8), e42568. https://doi.org/10.2196/42568

Martínez-González, M. A., Toledo, E., & López-Fontana, C. (2023). Instalaciones deportivas escolares en México: Un diagnóstico nacional. Revista de Educación Física, 41(2), 45-56.

Medina-Corrales, M., González-Jurado, J. A., & Martínez-López, E. J. (2023). Implementación de programas de actividad física escolar: Un enfoque multisectorial. Revista de Educación Física, 41(3), 78-92.

Muñoz-Luna et al. (2021) Muñoz-Luna et al. "Nivel de actividad física, condición física, riesgo cardiovascular e índice de masa corporal en escolares de Pasto" Revista criterios 25-1 (2021) doi:10.31948/rev.criterios/28.1-art6.

Murillo Pardo, B., García Bengoechea, E., Generelo Lanaspa, E., Bush, P. L., Zaragoza Casterad, J., Julián Clemente, J. A., & García González, L. (2013). Promising school-based strategies and intervention guidelines to increase physical activity of adolescents. Health education research, 28(3), 523-538.

Organización Mundial de la Salud (2024). Sanos en casa-Actividad Física. Recuperado el 12 de marzo del 2024 de https://www.who.int/es/news-room/campaigns/connecting-the-world-to-combat-coronavirus/healthyathome/healthyathome—-physical-activity

Organización Mundial de la Salud. (2023). Directrices sobre actividad física y comportamiento sedentario . OMS.

Organización Mundial de la Salud. (2018). Plan de acción mundial sobre actividad física 2018-2030: Más personas activas para un mundo más saludable. Organización Mundial de la Salud.

Organización Mundial de la Salud. (2020). *Informe sobre la situación mundial de la actividad física*. Organización Mundial de la Salud.

Organización Mundial de la Salud. (2022). Actividad física, datos y cifras. Recuperado el 15 de marzo del 20 2024 de https://www.who.int/es/news-room/fact-sheets/detail/physical-activity

Pastor, V. M. L., Brunicardi, D. P., Arribas, J. C. M., & Aguado, R. M. (2016). Los retos de la Educación Física en el Siglo XXI. *Retos. Nuevas tendencias en Educación Física, deporte y recreación*, (29), 182-187.

Pérez-Bonilla, A. M., García-González, L., & Tristán-Rodríguez, J. L. (2023). Efectividad de programas estructurados de actividad física en escuelas mexicanas. Sportis: Revista Técnico-Científica del Deporte Escolar, Educación Física y Psicomotricidad, 9(2), 245-262.

Pedersen, BK y McKenna, MJ (2024). Estrategias de promoción del ejercicio en diferentes grupos de edad: recomendaciones basadas en evidencia. Medicina deportiva , 54(1), 15-28.

Pozuelo-Carrascosa, DP, López-Gil, JF, Cavero-Redondo, I., y Martínez-Vizcaíno, V. (2023). Intervenciones de actividad física en el ámbito escolar y sus efectos sobre el rendimiento académico de los niños: una revisión sistemática y un metaanálisis. Revista Internacional de Investigación Ambiental y Salud Pública, 20(3), 2289.

Pozuelo-Carrascosa, DP, Cavero-Redondo, I., Martínez-Vizcaíno, V., & Álvarez-Bueno, C. (2024). Educación nutricional en programas de actividad física: una revisión sistemática. Nutrientes, 16(2), 342. https://doi.org/10.3390/nu16020342

Ramírez-Vélez, R., García-Hermoso, A., & Agredo-Zúñiga, R. A. (2023). Educación física escolar y su impacto en la salud: Una revisión sistemática. Revista Andaluza de Medicina del Deporte, 16(1), 23-31.

Ruiz, JR, et al. (2023). Intervenciones de actividad física en escuelas: un estudio de seguimiento de 10 años. Medicina y ciencia en deportes y ejercicio, 55(8), 1589-1598.

Ruiz-Montero, PJ, y González-Fernández, FT (2024). Talleres de expresión corporal en educación física: efectos sobre la creatividad y la inteligencia emocional. Investigación en Educación en Danza, 25(1), 83-98. https://doi.org/10.1080/14647893.2024.2594631

Secretaría de Educación Pública (SEP) (2016). Acciones Sugeridas, Comité de Impulso a la Activación Física (CIAF). Recuperado de https://www.gob.mx/sep/acciones-y-programas/acciones-sugeridas-ciaf

Secretaría de Educación Pública (SEP) (2023). Orientaciones para la Octava Sesión Ordinaria de Consejo Técnico Escolar y el Taller Intensivo de Formación Continua para Docentes, Anexo Educación Física en el marco de la Nueva Escuela Mexicana. Recuperado el 9 de octubre del 2024 de https://educacionbasica.sep.gob.mx/wp-content/uploads/2023/06/Anexo-Educacion-Fisica-en-el-marco-de-la-Nueva-Escuela-Mexicana-FINAL.pdf

Secretaría de Educación Pública (SEP), 2023. "Orientaciones para la Octava Sesión Ordinaria de Consejo Técnico Escolar y el Taller Intensivo de Formación

Shamah-Levy, Teresa, Campos-Nonato, Ismael, Cuevas-Nasu, Lucía, Hernández-Barrera, Lucía, Morales-Ruán, María del Carmen, Rivera-Dommarco, Juan, & Barquera, Simón. (2019). Sobrepeso y obesidad en población mexicana en condición de vulnerabilidad. Resultados de la Ensanut 100k. Salud Pública de México, 61(6), 852-865. Epub 21 de abril de 2021. https://doi.org/10.21149/10585.

Suqui (2024). "Ventajas de la Educación Física para Mejorar el Bienestar Integral de los Estudiantes de Noveno Grado de la Unidad Educativa Ciudad de Azogues" Ciencia latina revista científica multidisciplinar, doi:10.37811/cl_rcm.v8i3.11583

Vásquez-Bonilla, AA, Zelaya-Paz, CM, y García-Hermoso, A. (2021). Efectividad de las intervenciones de actividad física en la escuela en niños y adolescentes latinoamericanos: una revisión sistemática y un metaanálisis. Revista de Actividad Física y Salud, 18(9), 1060-1071.

Warburton, D. E. R., & Bredin, S. S. D. (2023). Health benefits of physical activity: A systematic review of current evidence. CMAJ: Canadian Medical Association Journal, 195(2), E45-E64.

Williams, HG, Pfeiffer, KA, O'Neill, JR y Pate, RR (2023). El impacto de los programas integrales de actividad física escolar en la actividad física juvenil: una revisión sistemática. Journal of School Health, 93(2), 112-124.

Williams, HG, Pfeiffer, KA, O'Neill, JR y Pate, RR (2023). Participación en deportes interescolares y desarrollo juvenil: un estudio longitudinal. Journal of Sport Sciences, 41(3), 278-291. https://doi.org/10.1080/02640414.2023.2168742

Capítulo 4.

Sarcopenia y ejercicio físico en personas mayores: estrategias para su prevención e intervención

Roberto Espinoza Gutiérrez[1]

Gabriel Jiménez Arellanes[2]

Juan José Calleja Núñez[3]

RESUMEN

El proceso de envejecimiento implica la acumulación de distintas afecciones que ocurren a nivel molecular y celular en el organismo con el paso de los años, lo que causa una disminución progresiva de las capacidades físicas y cognitivas. Uno de estos efectos adversos es la sarcopenia, la cual es la pérdida involuntaria de masa muscular esquelética, que se acelera notablemente a partir de los 60 años. Este padecimiento

1. Dr. en Ciencias del Deporte, Dr. en Educación, Mtro. en Ciencias de la Salud con énfasis en Nutrición. Profesor investigador de la Facultad de Deportes Campus Tijuana, Universidad Autónoma de Baja California. Email: espinoza.roberto@uabc.edu.mx. ORCID: https://orcid.org/0000-0001-9687-5941

2. Lic. En Actividad Física y Deporte, candidato a Maestro en Actividad Física para la Salud por la Universidad Autónoma de Baja California. Prrescriptor de ejercicio en el Hospital ISSSTE Tijuana y secretaría de salud de Baja California.

3. Dr. en Educación, Mtro. en Gestión en Entidades Deportivas, Máster Universitario en Innovación e Investigación en Ciencias de la Actividad Física y Deporte, profesor de la Facultad de Deportes Campus Tijuana, Universidad Autónoma de Baja California. Email: juan.calleja@uabc.edu.mx. ORCID: https://orcid.org/0000-0002-3247-1320

provoca una disminución en la fuerza y la función muscular que están involucradas en la discapacidad de las personas mayores. Entre las principales estrategias no farmacológicas para tratar la sarcopenia, se encuentran los programas de ejercicio físico, por lo que el objetivo del presente capítulo es analizar los efectos del ejercicio físico sobre la sarcopenia y variables asociadas con la fragilidad en personas mayores, así como identificar estrategias para su prevención e intervención con el ejercicio. Para lograrlo, se realizó una búsqueda electrónica de fuentes de información primarias y secundarias tanto en idioma inglés como en español en las bases de datos PubMed, Elsevier, Scielo y Google Académico. Se analizaron artículos originales de investigación, revisiones sistemáticas, meta-análisis, revisiones de la literatura y libros. Se encontró que el ejercicio físico en personas mayores puede contribuir de manera eficaz en el tratamiento de la sarcopenia, por lo que representa una estrategia no farmacológica que coadyuva en su prevención y tratamiento. Además, se observó que los programas de ejercicio físico no sólo ofrecen beneficios en el sistema musculoesquelético de las personas mayores, sino que también contribuyen a mejorar distintas variables de salud física y mental que contribuyen a incrementar la calidad de vida.

Palabras clave: adultos mayores, fuerza, caídas, envejecimiento, fragilidad.

ABSTRACT: The aging process involves the accumulation of various conditions occurring at the molecular and cellular levels within the organism over the years, resulting in a progressive decline in physical and cognitive abilities. One of these adverse effects is sarcopenia, defined as the involuntary loss of skeletal muscle mass, which notably accelerates after the age of 60. This condition leads to a decrease in muscle strength and function, which are implicated in the disability of older adults. Among the primary non-pharmacological strategies for addressing sarcopenia are physical exercise programs. Therefore, the objective of this chapter is to analyze the effects of physical exercise on sarcopenia and associated variables of frailty in older adults, as well as to identify strategies for prevention and intervention through exercise. To achieve this, an electronic search for primary and secondary information sources in both English and Spanish was conducted in the databases PubMed, Elsevier, Scielo, and Google Scholar. Original research articles, systematic reviews, meta-analyses, literature reviews, and books were analyzed. It was found that physical exercise in older adults can effectively contribute to the treatment of sarcopenia, thus representing a non-pharmacological strategy that aids in its prevention and management. Furthermore, it was observed that physical exercise programs not only provide benefits to the musculoskeletal system of older adults but also contribute to improvements in various physical and mental health variables that enhance quality of life.

Keywords: older adults, strength, falls, aging, frailty.

Introducción

Entre la población mundial, las personas mayores es el tipo de población que se encuentra en mayor incremento y la tendencia hacia el futuro refiere que así permanecerá. Por ello, los distintos actores implicados en la promoción de la salud pública como gobiernos, instituciones internacionales y nacionales de salud, académicos e investigadores y profesionales del área de la salud, tienen la responsabilidad de generar estrategias desde el ámbito global hasta el local que favorezcan la calidad de vida de estas personas y con ello, incrementen su desenvolvimiento en su entorno, impulsando el aumento de su participación en diversas actividades económicas y sociales.

Una adecuada atención a la población de personas mayores puede incrementar su participación en diversas actividades diarias, y con ello, adquirir roles que mitiguen estigmas de la sociedad implícitos a causa del proceso de envejecimiento. La participación activa de las personas mayores en sus comunidades, puede favorecer la aceptación social de la implementación de programas públicos y privados, así como inversiones y gestión de recursos para la atención y tratamiento de problemas de salud física y mental en este sector de la población, así como para el incremento de la investigación que contribuya a identificar tratamientos farmacológicos y no farmacológicos, especialmente aquellos de bajo costo que permitan alcanzar los objetivos.

Entre las principales estrategias actuales que cuentan con evidencia científica del impacto positivo en diversas variables de salud física y mental de las personas mayores, son los programas de ejercicio físico, a los cuales se puede tener acceso a un costo relativamente bajo y con la ventaja de que no solo previene, sino que también trata diversos efectos del proceso de envejecimiento. Por lo tanto, el objetivo del presente capítulo es analizar los efectos del ejercicio físico sobre la sarcopenia y variables asociadas con la fragilidad en personas mayores, así como identificar estrategias para su prevención e intervención con el ejercicio.

Desarrollo teórico

Población de personas mayores en el contexto internacional y nacional

A nivel global, la longevidad ha aumentado significativamente, la población mayor de 65 años crece a un ritmo más rápido que el resto de segmentos poblacionales. En la actualidad, la mayoría de las personas viven hasta los 60 años o más. Todos los países están experimentando un crecimiento en la cantidad y la proporción de personas mayores en sus poblaciones. Para el año 2030, se estima que una de cada seis personas en el mundo tendrá 60 años o más, lo que representa 1400 millones de personas, un incremento significativo respecto a los 1000 millones estimados en 2020. Para 2050, se espera que la cifra alcance los 2100 millones, y que la cantidad de personas de 80 años o más se triplique (respecto a 2020), llegando a 426 millones. Este fenómeno de envejecimiento de la población se observa principalmente en los países de altos ingresos como Japón, donde el 30% de la población tiene más de 60 años, sin embargo, este fenómeno se está presentando también en países de ingresos bajos y medianos. Se proyecta que en 2050 dos tercios de la población global mayor de 60 años residirá en estos países (OMS, 2024).

En América Latina y el Caribe, en 2022 vivían 88,6 millones de personas mayores de 60 años, quienes representaron el 13,4% de la población total, proporción que se estima que llegará al 16,5% en 2030. El rápido proceso de envejecimiento que experimenta la región llevará a que, en 2050, las personas mayores alcancen el 25,1% (193 millones) de la población total, es decir, habrá 2,1 veces más personas mayores que en 2022 (CEPAL, 2022).

En México, también se ha informado sobre un rápido crecimiento de la población de personas mayores. Se estima que en los últimos años se ha incrementado un promedio anual de 180 mil personas mayores y se prevé un aumento de 27 millones para el año 2050. En 1990, las personas de 60 años y más constituían el 6.4% de la población total. Esta proporción creció al 9.9% en 2010 y se proyecta que llegará al 21.5% para 2050. Esta cifra será casi equivalente al porcentaje de la población menor de 15 años, que se espera sea del 20.7% en México para ese año (OMS, 2015; Consejo Nacional de Población, 2001; INAPAM, 2023).

De acuerdo con el censo nacional de población que realiza el Instituto Nacional de Geografía e Historia (2020) de México, en 2020 había 48 personas mayores por cada 100 niños o niñas con menos de 15 años. Respecto a las entidades federativas, Chiapas, Quintana Roo, Aguascalientes, Baja California Sur y Tabasco tuvieron los índices de envejecimiento más bajos (29 a 39 personas mayores por cada 100 niños o niñas con menos de 15 años). En la Ciudad de México, Veracruz, Morelos, Sinaloa, Colima y Yucatán, se observaron los índices más altos (de 51 a 90 personas mayores por cada 100 niñas y niños con menos de 15 años), siendo la Ciudad de México la del índice de envejecimiento más alto del país (90 adultos mayores por cada 100 niñas y niños con menos de 15 años) (Méndez, 2023).

Figura 1. *Proyección de crecimiento de la población de personas mayores según la OMS* (2024).

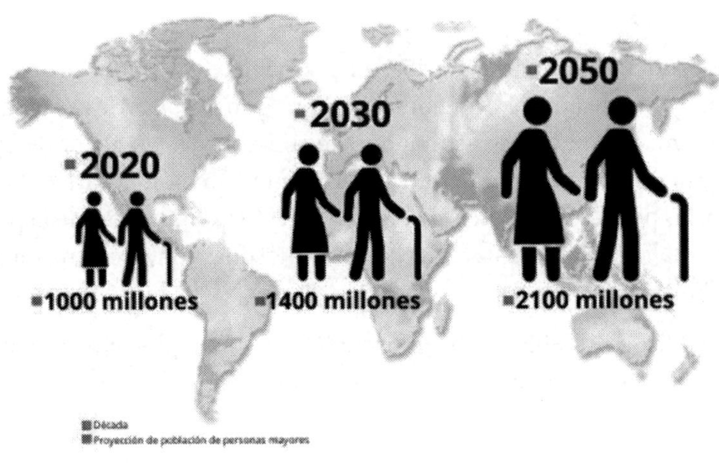

El envejecimiento

El envejecimiento puede ser definido como el conjunto de cambios biológicos, psicológicos y sociales, normales e inherentes a todo individuo, que tiene un impacto tanto a nivel físico como mental y social, lo que afecta el comportamiento, el estilo de vida y en la interacción con el medio, impactando el entornos social y económico de la sociedad de manera irreversible y constante (Piñera, 2010).

Envejecer es el resultado de la acumulación de una gran variedad de daños moleculares y celulares a lo largo del tiempo, lo que lleva a un descenso gradual de las capacidades físicas y mentales, a un mayor riesgo de enfermedad y, en última instancia, a la muerte. Estos cambios no son lineales ni uniformes, y su vinculación con la edad de una persona en años es más bien relativa. La diversidad que se aprecia en la vejez no es una cuestión de suerte o predisposición genética en un cien por ciento, sino que los cambios biológicos ocurridos en este proceso suelen estar asociados a distintas variables ambientales (OMS, 2024).

De acuerdo con Varela (2016) según el estatus socioeconómico del país en el que se reside, se puede clasificar a las personas mayores; a partir de los 60 años en los países subdesarrollados y de los 65 años en países desarrollados, lo cual podría ser debido a los servicios y cuidados de salud a los que se puede tener acceso a lo largo de la vida.

Características del proceso de envejecimiento

La Organización Mundial de la Salud (OMS) define el envejecimiento como la acumulación de distintas afecciones que ocurren a nivel molecular y celular en el organismo a lo largo de los años, lo que implica una disminución progresiva de las capacidades físicas y cognitivas, lo genera mayor riesgo de enfermedad y finalmente la muerte (OMS, 2024).

El envejecimiento es un fenómeno global que impacta a todas las personas en diversos grados. Se trata de un proceso gradual en el que los cambios se acumulan lentamente con el tiempo. Este proceso tiene efectos perjudiciales, ya que los cambios asociados con el envejecimiento suelen reducir la capacidad de adaptación al entorno (Vina et al., 2008).

A medida que avanza el proceso de envejecimiento, se producen cambios progresivos que afectan la capacidad del organismo para mantener la homeostasis y responder a desafíos. En las personas mayores, esto incrementa el riesgo de desarrollar hipertensión sistólica debido a alteraciones estructurales en el sistema cardiovascular y a una menor capacidad aeróbica durante el ejercicio. También se observa una disminución en la función renal y en las reservas funcionales de la médula ósea, lo que resulta en una respuesta más lenta ante la pérdida de sangre o hipoxia. Además, la sarcopenia y la osteoporosis son causas principales de discapacidad y fragilidad en la población de edad avanzada (Carrasco y Born, 2021).

El desarrollo de las personas a lo largo del ciclo vital influye en las características físicas y de salud que se presentan en la vejez. En esta etapa de la vida se manifiestan todas las experiencias físicas y emocionales previas, lo que resulta en notables cambios en el cuerpo, la cognición, el sistema musculoesquelético, entre otros aspectos, no obstante, estos cambios no necesariamente indican la presencia de una enfermedad. Por ello, es importante destacar que las alteraciones en la salud o en las capacidades físicas y cognitivas durante el envejecimiento pueden ser prevenidas si se estimula al organismo de manera adecuada en etapas anteriores (Keating et al., 2021; OMS, 2015).

Teorías del envejecimiento

El envejecimiento es un proceso complejo y multifacético que ha sido de amplio interés para científicos y estudiosos a lo largo de la historia (Haight, 1988). Las teorías del envejecimiento intentan desentrañar los mecanismos y factores que subyacen a este fenómeno inevitable, proporcionando perspectivas sobre cómo y por qué los organismos experimentan cambios físicos, biológicos y psicológicos con el paso del tiempo. Estas teorías abordan distintos enfoques, algunas de ellas se centran en la genética, donde se exploran los programas biológicos preestablecidos, mientras que otras contemplan en mayor medida los daños acumulativos y los efectos del ambiente en la degeneración celular. Además, se han desarrollado teorías integradoras que combinan diversos factores para ofrecer una visión más holística del envejecimiento. Comprender estas teorías no sólo ayuda a arrojar luz sobre los aspectos fundamentales del envejecimiento, sino que también puede guiar el desarrollo de intervenciones para mejorar la calidad de vida en la vejez.

Otra teoría es la del envejecimiento celular, la cual sugiere que el envejecimiento está programado con una capacidad limitada de las células para reemplazarse a sí mismas, es decir, algunas células del organismo no se reproducen de la misma manera que otras, y todas ellas cuentan con un número finito de veces en que se reproducen (Quintero et al., 2024).

Por otro lado, la teoría de la mutación explica que las células corporales desarrollan alteraciones estructurales y de funcionamiento, lo que incrementa con la edad. Como la mayor parte de las mutaciones son dañinas, estas células funcionan con menos eficiencia y los órganos compuestos por dichas células se vuelven incapaces de funcionar adecuadamente (Linnane et al., 1989; Wallace, 1992). Del mismo modo, se ha observado que la mutación celular está relacionada con diversas condiciones adversas para la salud como demencia, fallos cardíacos, diabetes, disfunción renal, desórdenes del movimiento y debilidad.

Del mismo modo, otra teoría denominada del error, la cual es una variación de la teoría de la mutación, sugiere que los efectos acumulativos de una variedad de posibles errores en la producción de ARN (ácido ribonucleico) afectan la síntesis de las enzimas, lo cual interfiere con la síntesis de proteínas provocando muerte celular y con ello el envejecimiento (Orgel, 1970).

Por otra parte, la teoría de la autoinmunidad sugiere que el proceso de envejecimiento está asociado con un funcionamiento deficiente del sistema inmunitario, que lleva al organismo a atacar sus propios tejidos a través de la producción de anticuerpos que lo atacan y destruyen. Según esta teoría, con el avance de la edad, el sistema inmunológico pierde su capacidad de distinguir entre células propias y extrañas, lo que resulta en una respuesta inmune que no favorece la salud, sino que la perjudica (Torres, 2017). Además, se cree que el sistema inmunológico envejecido no solo es menos eficiente en la defensa contra patógenos externos, sino que también puede tener dificultades para regular las respuestas autoinmunes. Esta teoría también resalta la importancia de la interacción entre el envejecimiento y el sistema inmunológico en la aparición de enfermedades crónicas y la disminución general de la salud en la vejez (Torres, 2017).

Una de estas teorías es la de la herencia, la cual explica que el proceso de envejecimiento está determinado por características genéticas que han evolucionado a lo largo de las generaciones, de modo que cada organismo tiene su propia expectativa y ciclo de vida. Según esta teoría, los genes no solo influyen en la predisposición a ciertas enfermedades y condiciones asociadas con la vejez, sino que también regulan mecanismos biológicos fundamentales que afectan la longevidad y la salud en la etapa avanzada de la vida. Esta perspectiva sostiene que el envejecimiento es en parte el resultado de un programa biológico preestablecido, en el que los procesos celulares y metabólicos están programados para seguir un curso específico con el tiempo. Además, la teoría de la herencia sugiere que la variabilidad en la duración de la vida y en la calidad del envejecimiento entre individuos puede ser atribuida en gran medida a sus diferencias genéticas. A pesar de su importancia, esta teoría se complementa con otras perspectivas que consideran también los efectos ambientales y de estilo de vida en el envejecimiento, ofreciendo una visión más completa del proceso (Álvarez, 2016).

La teoría denominada deshechos metabólicos o escoria metabólica del envejecimiento, explica que el proceso de envejecimiento ocurre por la acumulación de sustancias que dañan el interior de las células del organismo, lo cual principalmente son residuos provenientes del metabolismo. Sostiene que la acumulación de estas sustancias no permite un funcionamiento adecuado en los tejidos, lo que impacta a la estructura y propiedades funcionales de los órganos (Ruiz & Valdivieso, 2002).

Por otro lado, la teoría del desequilibrio homeostático es un constructo que hace referencia a la incapacidad del cuerpo para mantener su propio equilibrio fisiológico vital a medida que envejece. Esta teoría sostiene que el envejecimiento conlleva una disminución en la capacidad del organismo para regular y equilibrar sus funciones internas, como la temperatura corporal, el equilibrio ácido-base y la presión arterial. Además, la teoría enfatiza en que la capacidad del cuerpo para adaptarse al estrés, tanto físico como emocional, se ve afectada con el tiempo. En medida que el sistema homeostático se debilita, el organismo enfrenta mayores dificultades para recuperarse de perturbaciones y desafíos, lo que puede resultar en una mayor susceptibilidad a enfermedades y una reducción en la capacidad de adaptación a cambios ambientales o emocionales. En consecuencia, la capacidad adaptativa y reguladora del organismo en el envejecimiento, puede ser crucial para el mantenimiento de la salud y el bienestar en la etapa avanzada de la vida (Rico-Rosillo, 2018).

En lo que todas las teorías coinciden, es que el proceso de envejecimiento produce cambios estructurales o modificaciones biológicas, que influyen en la personalidad y rendimiento de los individuos (González, 2018), entre los que destacan el cambio de apariencia, modificaciones del sistema piloso (por ejemplo la calvicie y canosidad), atrofia de las glándulas sudoríparas, lo que obstaculiza el proceso de sudoración y por lo tanto se tolera menos el calor, alteraciones en la motricidad (disminución de fuerza), los movimientos se vuelven más lentos, los músculos se fatigan más fácilmente y se recuperan en forma más lenta; se presenta osteoporosis, aumenta la cifosis fisiológica, así como disminución de las capacidades respiratorias. Asimismo, se desarrolla el fenómeno de la sarcopenia atribuido principalmente a la disminución de la actividad física, lo que a su vez disminuye el gasto y requerimiento energético, sin embargo, suele ocurrir que los hábitos alimenticios no cambian en cantidad y calidad, por lo que se incrementa el porcentaje de grasa corporal intramuscular y disminuye la masa muscular (OMS, 2022; Carabalí, S. M. 2021 como se citó en Raymond et al, 2008).

Inactividad física y sus efectos en personas mayores

Actualmente, los estilos de vida son menos activos que en otras generaciones, y las sociedades incluso van disminuyendo aún más la actividad física cotidiana por diversos motivos, como el uso de transportes motorizados que hacen que las personas se desplacen sin esfuerzo físico, así como la creciente utilización pantallas y teléfonos inteligentes para realizar diversas actividades comunes a través de ellos (OMS, 2024). Lo anterior, podría referir algunas ventajas en la optimización de tiempos invertidos al desplazarse, sin embargo, se promueve la inactividad física, el cual es el principal factor de riesgo de mortalidad por enfermedades crónicas no transmisibles. Las personas con un nivel insuficiente de actividad física tienen un riesgo de muerte entre un 20% y un 30% mayor en comparación con las personas que alcanzan un nivel suficiente de actividad física, y esto aplica del mismo modo tanto a personas mayores como a la población en general (OMS, 2024). Además, el sedentarismo es un factor clave que contribuye a la debilidad muscular, lo que resulta en la pérdida de masa y fuerza muscular (Cruz-Jentoft y Sayer, 2019). Esto provoca una mayor dependencia de las personas mayores hacia sus cuidadores (Marzetti et al., 2018).

La inactividad física en la población mayor está vinculada a un incremento en el riesgo de enfermedades crónicas, como diabetes tipo 2, afecciones cardiovasculares y ciertos tipos de cáncer. Las investigaciones indican que un estilo de vida sedentario puede favorecer la inflamación y la resistencia a la insulina, lo que a su vez eleva el riesgo de estas enfermedades (Patterson et al., 2020).

Asimismo, la falta de ejercicio puede intensificar problemas de salud mental, tales como la depresión y la ansiedad. Los estudios han demostrado que la práctica regular de actividad física puede mejorar el estado de ánimo y disminuir los síntomas de depresión en los adultos mayores (García-Hermoso et al., 2020).

El sedentarismo también está relacionado con la sarcopenia, que es la pérdida de masa muscular asociada con el envejecimiento, afectando la movilidad y aumentando el riesgo de caídas, lo que puede resultar en lesiones graves (Sinha et al., 2021). Además, la inactividad se ha asociado con un mayor riesgo de deterioro cognitivo y demencia. Los estudios sugieren que la actividad física regular puede tener efectos beneficiosos en la salud cerebral (Patterson et al., 2020).

Figura 2. *Prevalencia y proyección mundial de inactividad física en personas adultas.*

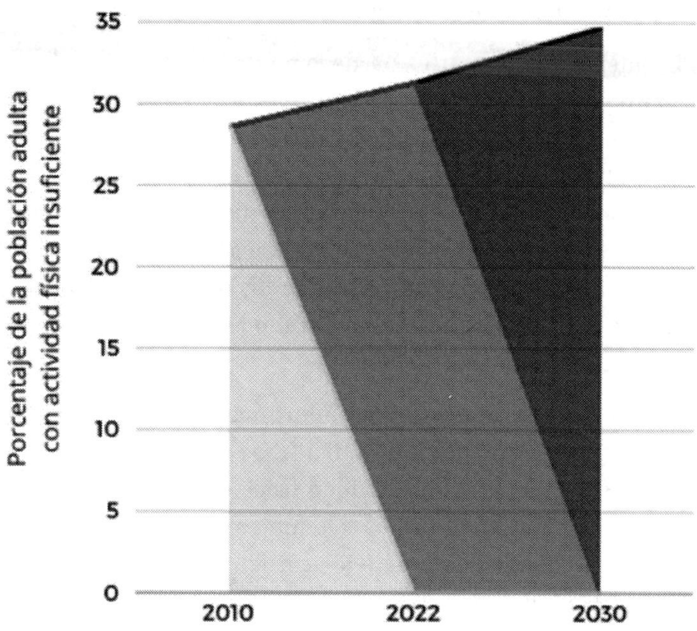

De acuerdo con Strain (2024), a nivel mundial, alrededor del 31% de los adultos de 18 años o más, incluyendo personas mayores, no son lo suficientemente activos en 2016 (el 28.7% de los hombres y el 33.8% de las mujeres), lo que implica que estas personas no alcanzan las recomendaciones mundiales de actividades físicas moderadas durante al menos 150 minutos a la semana, o actividades físicas intensas durante 75 minutos a la semana (OMS, 2024), por el contrario, después de los 60 años la actividad física se reduce gradualmente tanto en hombres como en mujeres.

Específicamente en los países de ingresos altos, el 26% de los hombres y el 35% de las mujeres no realiza suficiente actividad física, mientras que estas cifras son del 12% de los hombres y el 24% de las mujeres en los países de ingresos bajos. Los niveles bajos o decrecientes de actividad física suelen ser consistentes con países que tienen un producto nacional bruto alto o en aumento (OMS, 2022), por lo que se identifica una importante oportunidad para el desarrollo de estrategias que tengan por objetivo incrementar la actividad física en estos países.

En el contexto mexicano, 60.4% de la población de 18 y más años de edad declaró ser físicamente inactiva. De esta población, 71.4% mencionó que alguna vez ha realizado alguna actividad física-deportiva y 28.6% nunca ha realizado deporte o ejercicio físico en su tiempo libre. Analizando según el sexo, el 66.7% de las mujeres mencionaron ser inactivas físicamente y, de ellas, 25.6% nunca han realizado práctica física-deportiva. En contraparte, 53.3% de los hombres declararon ser inactivos y, de ellos, 8% nunca han realizado alguna práctica con anterioridad (INEGI, 2021).

Entre la población de personas adultas mayores, más de una cuarta parte de la población adulta mundial (1400 millones de adultos) no alcanza un nivel suficiente de actividad física (OMS, 2022). En todo el mundo, alrededor de una de cada tres mujeres y uno de cada cuatro hombres no realiza suficiente actividad física para mantenerse sanos (OMS, 2022). Según la Encuesta Nacional de Ocupación y Empleo Nueva Edición (ENOEN), para el segundo trimestre de 2022 se estimó que en México residían 17, 958, 707 personas de 60 años y más que no realizan actividad física, lo que representa un 14% de la población total del país (INEGI, 2022).

Sarcopenia

La sarcopenia (del griego *sarx*, carne, y *penia*, pobreza) es la pérdida involuntaria de masa muscular esquelética que se produce con la edad avanzada. La masa muscular declina aproximadamente un 3-8% por década a partir de los 30 años, y esta tasa se acelera por encima de los 60 años (Baeza et al., 2009). Esta disminución de masa muscular provoca una disminución en la fuerza y la función muscular que están involucradas en la discapacidad de las personas mayores (Cruz-Jentoft

& Sayer, 2019). La sarcopenia incrementa el riesgo de caídas, de fracturas y aumenta la vulnerabilidad a las lesiones, consecuentemente puede ser causa de dependencia funcional y de discapacidad (Barrachina, 2021). La sarcopenia se encuentra identificada como parte del síndrome del anciano frágil, siendo uno de los principales factores de riesgo de discapacidad y de muerte en esta población. Además, la disminución de la masa muscular se acompaña de otros cambios en la composición corporal, como un incremento progresivo de la masa grasa (Heredia et al., 2007).

En las personas mayores de 65 años, las caídas y sus consecuencias constituyen una fuente importante de morbilidad y mortalidad, siendo más frecuente en mujeres. La incidencia aumenta con la edad y varía según el estatus y las características de vida de las personas. Cada año, entre el 30 y el 40% de las personas mayores de 65 años que viven en entre la comunidad sufren caídas, cifra que aumenta a cerca del 50% a partir de los 80 años, y casi el 60% de ellos poseen antecedentes de una caída en el año anterior (Vicente-Sánchez et al., 2018).

Las caídas en las personas adultas mayores pueden llegar a ocasionar consecuencias físicas que pueden impedir su independencia y desenvolvimiento. La fractura de cadera es una de las consecuencias más graves de las caídas en personas de edad avanzada, y estas representan una importante asociación con la mortalidad (Morales et al., 2013).

Trastornos musculoesqueléticos y el adulto mayor

Existen más de 150 trastornos musculoesqueléticos que pueden afectar el sistema locomotor del cuerpo humano. Estos trastornos incluyen desde trastornos rápidos y de corta duración, como fracturas, esguinces y distensiones, a enfermedades crónicas que causan limitaciones de las capacidades funcionales e incapacidad permanentes.

Los trastornos musculoesqueléticos suelen generar dolor (a menudo recurrente) y limitar la movilidad, la destreza y el nivel general de funcionamiento, lo que limita las posibilidades físicas en las personas mayores. Muchos de estos trastornos pueden afectar a las articulaciones como por ejemplo la artrosis, artritis reumatoide, artritis psoriásica, gota y espondilitis anquilosante. En los huesos algunos trastornos comunes son la osteoporosis, osteopenia y fracturas debidas tanto a la fragilidad ósea como a fracturas traumáticas. En los músculos el trastorno más común es la sarcopenia. En la columna vertebral frecuentemente se puede presentar dolor de espalda y de cuello. Del mismo modo, en diversos sistemas o regiones del cuerpo es común que se presente dolor, así como enfermedades inflamatorias, entre ellas, es común que se presenten trastornos del tejido conectivo o vasculitis, los cuales tienen manifestaciones musculoesqueléticas que pueden limitar el libre desenvolvimiento de esta población (OMS,2021). Otras causas de dolor musculoesquelético en las personas mayores, ya sea por una enfermedad crónica o por problemas reumatológicos que son más frecuentes a esta edad son la osteoporosis, la osteoartritis, el reumatismo de tejidos blandos, la fibromialgia, las artropatías por cristales, el lupus eritematoso sistémico de inicio tardío y la polimialgia reumática (Bove et al., 2012; Bruckenthal, 2016; Herr et al., 2018; Venken et al., 2008).

Una de las consecuencias del envejecimiento poblacional es el incremento de la discapacidad y la dependencia funcional (OMS, 2015). La necesidad de asistencia para desarrollar actividades de la vida diaria como comer, bañarse o caminar se la conoce como dependencia funcional (Lozano Keymolen et al., 2018), lo cual puede ser ocasionado en muchas de las ocasiones por alteraciones musculoesqueléticas (Salgado & Bojorquez, 2006).

Los trastornos musculoesqueléticos son una de las principales causas de discapacidad y de limitación de la movilidad, circunstancias que se incrementan con el envejecimiento. En algunos países industrializados, la patología musculoesquelética en mayores de 65 años es de dos a tres veces más frecuente que en jóvenes (Darraz et al., 2021). Lo anterior es sumamente relevante ya que la evolución y el pronóstico de los pacientes con un padecimiento como los antes descritos resulta ser complejo de superar para un organismo de 65 años de edad o más (Carranza et al., 2003).

Lo anterior refiere la necesidad de estudiar la frecuencia y el tratamiento de las patologías musculoesqueléticas crónicas en las personas mayores, así como el desarrollo de estrategias para mitigar la prevalencia de estas alteraciones, que son, en muchas ocasiones, causa de dolor y discapacidad en este sector poblacional, lo que limita y afecta significativamente la calidad de vida (Bruckenthal et al,. 2018).

Entre el 60 y 80% de las personas mayores en algún momento presentan algún tipo de dolor musculoesquelético y pese a esta gran prevalencia, la es común que el sector médico subestime la importancia de la evaluación y el manejo del dolor en los pacientes de edad avanzada, considerándolo parte natural del envejecimiento, sin embargo, es una realidad que el dolor puede influir en el estado de ánimo, el funcionamiento físico y las interacciones sociales, por lo que su abordaje y manejo debe ser multidimensional y multidisciplinario (Bruckenthal 2016; Herr et al., 2018). No obstante, se ha observado que se emplea tratamiento quirúrgico para distintos padecimientos musculoesqueléticos en las personas mayores con el objetivo de reintegrarse a la brevedad a las actividades cotidianas (Molina et al., 2018), por lo que otras posibles estrategias para el manejo del dolor desde el aspecto preventivo como al tratamiento no farmacológico o quirúrgico, frecuentemente no son consideradas.

Metodología

Este capítulo es una investigación de tipo bibliográfica, en la que se recopilan diferentes bases de datos de literatura científica. Para su desarrollo se realizó una búsqueda electrónica de fuentes de información primarias y secundarias tanto en idioma inglés como en español en las bases de datos PubMed, Elsevier, Scielo y Google Académico.

Se analizaron artículos originales de investigación, revisiones sistemáticas, meta-análisis, revisiones de la literatura y libros, hasta el 23 de octubre de 2024.

Resultados

Recomendaciones de actividad física en las personas mayores

Actividades de resistencia aeróbica

Para favorecer y conservar la salud, las personas mayores deben cumplir algunos criterios de prescripción de actividades aeróbicas. Cuando resulte complejo cumplir el volumen recomendado de actividad física, normalmente por causa de enfermedades o condiciones propias del proceso de envejecimiento y hábitos no saludables, se debe realizar todo lo físicamente posible para permanecer activos dentro de sus posibilidades (Matsudo, 2019).

La frecuencia recomendada en este tipo de población y ejercicio es de un mínimo de 5 días a la semana de actividades de intensidad moderada o 3 días a la semana de intensidad vigorosa. También es recomendable combinaciones de ejercicio de intensidad moderada y vigorosa de 3 a 5 días a la semana (ver tabla 1 y tabla 2).

La Intensidad adecuada en una escala de 0 al 10 para el nivel de esfuerzo físico, es de 5 a 6 para una intensidad moderada, y 7 a 8 para una intensidad vigorosa (Nelson et al., 2007). El tiempo que se recomienda realizar las actividades de resistencia aeróbica de intensidad moderada, es al menos 30, sin embargo, cuanto más se realice (sin llegar a sobreentrenarse) mayores son los beneficios para la salud. El total de minutos recomendados al día pueden ser desarrollados en fracciones de al menos 10 minutos contínuos en diferentes momentos del día, hasta alcanzar un total de entre 150 y 300 minutos a la semana; del mismo modo se pueden acumular minutos por fracciones de 20 a 30 minutos al día de actividades de intensidad más vigorosa hasta alcanzar un total de entre

75 y 100 minutos a la semana; o una combinación equivalente de actividad física moderada y vigorosa.

Es importante asegurarse de que el tipo de modalidad de ejercicio que se decida implementar no imponga una tensión excesiva al aparato locomotor. De acuerdo a las posibilidades de cada sujeto, se recomienda caminar, trotar, realizar ejercicios acuáticos, utilizar bicicleta estática, elíptica, escaladoras mecánicas u otras actividades deportivas o recreativas que impliquen una actividad física de las características antes mencionadas.

Figura 3. *Recomendaciones del Colegio Americano de Medicina del Deporte (ACSM por sus siglas en inglés) sobre ejercicio resistencia aeróbica en personas mayores* (ACSM, 2021).

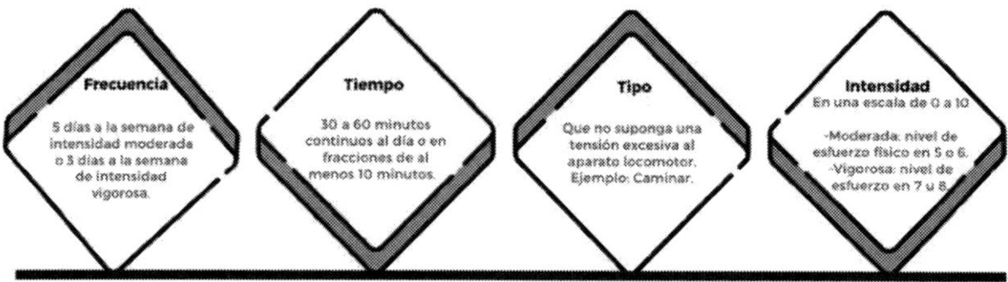

Actividad de fortalecimiento muscular

Fortalecer el sistema musculoesquelético en las personas mayores resulta sumamente importante para favorecer la calidad de vida e independencia. No obstante, puede ser complejo conocer la dosificación mínima de ejercicio necesaria para alcanzar este objetivo. En la literatura se puede identificar que es conveniente que la frecuencia sea de al menos 2 días a la semana en personas mayores con una intensidad de entre una moderada (5-6) y vigorosa (7-8) en una escala de percepción de esfuerzo de 0 a 10 (Nelson et al., 2007). Sin embargo, al igual que con otros tipos de ejercicio, cuanto más día a la semana se realice, sin sobreentrenar grupos musculares, mayores serán los beneficios en el sistema muscular esquelético.

Son distintos los ejercicios que esta población puede realizar para alcanzar el objetivo del fortalecimiento musculoesquelético, así también el número series y de repeticiones que se pueden realizar, por ello, es importante tomar decisiones de acuerdo con la literatura científica especializada que explora el tipo de ejercicios, el número de series y repeticiones pertinente de acuerdo a las capacidades físicas y coordinativas de cada sujeto. De acuerdo con diversos autores (ver tabla 1 y tabla 2), se ha observado que realizar de 8 a 10 ejercicios de 10 a 15 repeticiones cada uno puede incrementar la salud y capacidad musculoesquelética (Bayego, Vila, & Martínez, 2012).

Figura 4. *Recomendaciones de actividad de fortalecimiento muscular en el adulto mayor (ASCM, 2021).*

Frecuencia
2 a 5 días a la semana con una intensidad moderada a vigorosa.
Tipo
Entrenamiento progresivo con pesas o calistenia.
Intensidad
En una escala de 0 a 10
-Moderada: nivel de esfuerzo físico en 5 o 6.
-Vigorosa: nivel de esfuerzo en 7 u 8.

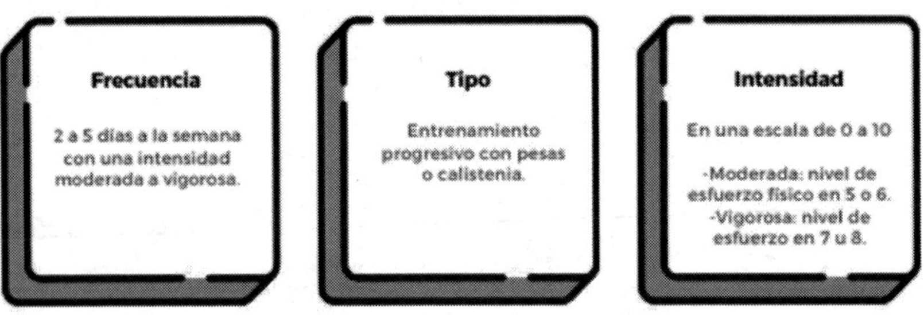

Actividades de flexibilidad

Para fortalecer el sistema musculoesquelético, lo cual resulta sumamente importante para la independencia de las personas mayores, resulta también sumamente relevante considerar ejercicios de flexibilidad, de los cuales, existe literatura que sustenta la importancia de considerar diversos ejercicios para su estímulo y mantenimiento. Respecto a la frecuencia e intensidad, parece que lo más conveniente es considerar una frecuencia de al menos 2 días a la semana con una intensidad moderada (5-6) en una escala de percepción del esfuerzo de 0 a 10 (Nelson et al., 2007).

En cuanto al tipo de ejercicios a realizar, es necesario valorar las posibilidades particulares de movilidad de cada persona y a partir de ahí se identifiquen los movimientos pertinentes para los grupos musculares que se pueden estimular con este tipo de ejercicios, seleccionando preferentemente estiramientos sostenidos con cada región muscular y que estos sean mayormente estáticos y en menor medida dinámicos.

Figura 5. *Recomendaciones de ejercicios de flexibilidad en personas mayores (ASCM, 2021).*

Frecuencia
2 a 5 días a la semana con una intensidad moderada
Tipo
Estiramientos sostenidos con cada uno de los grupos musculares.
Intensidad
En una escala de 0 a 10
-Moderada: nivel de esfuerzo físico en 5 o 6.

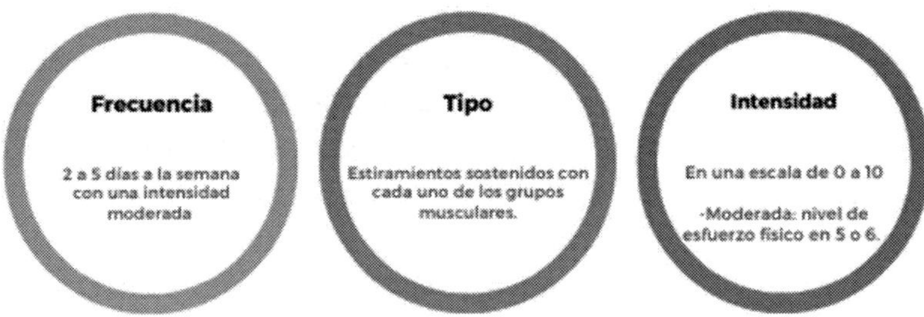

Consideraciones especiales base para las personas mayores

Existen numerosas consideraciones que se deben tener en cuenta para potenciar el desarrollo eficaz de un programa de ejercicio, entre más aspectos sean considerados por quienes implementarán programas de ejercicio con personas mayores, mayor la probabilidad de atender adecuadamente sus necesidades. Entre los aspectos imprescindibles a considerar se encuentra la intensidad y duración de la actividad física, las cuales deben ser bajas en un principio con el objetivo de adaptar el organismo al ejercicio, así como a adquirir técnicas apropiadas para la ejecución de los diversos ejercicios que se consideren en el programa. Lo anterior, es aún más relevante en personas mayores notablemente disminuidas física y funcionalmente o con enfermedades crónicas que afecten a la capacidad de realizar movimientos.

Respecto al control y la progresión de la carga e intensidad durante las actividades y ejercicios a desarrollar, se debe individualizar y ajustar a la tolerancia y preferencias, por lo que una manera práctica, asequible y funcional referida en la literatura especializada es la escala de percepción del esfuerzo de Borg de 10 puntos (Borg & Kaijser, 2006), la cual ha resultado ser funcional y aceptada entre la comunidad científica que trabaja con personas mayores (Lopes et al., 2020; Morishita et al., 2019).

Intervenciones con ejercicio físico en personas mayores

En la literatura especializada se pueden encontrar diversos tipos de estudios e intervenciones que incluyen ejercicio físico en personas mayores, los cuales aportan conocimiento sobre los efectos del ejercicio en diversas variables de salud física (ver tabla 1 y tabla 2). El desarrollo de programas de ejercicio multicomponente o multimodal, es decir, que incluye diversos métodos y modalidades de actividades físicas y ejercicios, haciendo énfasis en el entrenamiento de la fuerza, equilibrio y resistencia, han mostrado tener efectos positivos en el retraso de la sarcopenia y mitigando las probabilidades de sufrir caídas (Terés et al., 2023).

Los efectos del ejercicio son potencialmente similares a los que puedan producir los medicamentos o incluso más sin apenas efectos adversos para la prevención de la enfermedad sarcopenia, reducción del riesgo de mortalidad, prevención de la diabetes, obesidad y la mejora de la función muscular y calidad de vida (Vina et al., 2012).

Durante los últimos años, son múltiples los estudios de investigación donde se incluyen intervenciones con ejercicio físico en personas mayores, los cuales cuentan con distintas características y objetivos, por lo anterior, es necesario conocer el contexto literario para la toma de decisiones cuando se desee implementar un programa de ejercicio o establecer un protocolo de estudio que incluya ejercicio físico. En la Tabla 1 se podrán observar diversos estudios realizados en personas mayores con distintos tipos de objetivos y variables dependientes, mientras que en la tabla 2 se podrán identificar las principales características de las intervenciones que cada uno de esos estudios desarrolló.

Tabla 1. Características de los estudios

Autores	Año	Participantes	Edad	Objetivo	Variables y evaluaciones realizadas	Resultados
Abreus et al.	2022	La población estuvo conformada por 97 personas mayores con enfermedad de Parkinson.	71.7± 6.9	Determinar la efectividad de un programa de ejercicios físicos en las capacidades físicas equilibrio-marcha de personas mayores con Parkinson	Para la medición del equilibrio y la marcha, se utilizó el Test de Tinetti constituido por la sección equilibrio de nueve ítems que otorgan un puntaje máximo de 16 puntos (Ayán et al., 2013)	Las personas mayores con Parkinson que participaron en este estudio mostraron cambios significativos positivos en las variables equilibrio y marcha.
Cabezas et al.	2019	36 personas mayores	65 a 81 años de edad	Mejorar algunas capacidades y habilidades físicas a través de ejercicios funcionales y actividades recreativas a fin de promover la calidad de vida en adultos mayores.	Fueron realizadas las siguientes evaluaciones: Fuerza muscular superior (flexión de codo 30 segundos). Fuerza muscular de miembros inferiores (levantarse de la silla 30 segundos). Flexibilidad (sentarse y alcanzar el piso) Resistencia (marcha estacionaria en 2 minutos) Equilibrio (marcha estacionaria en 2 minutos por encima de una línea recta) Agilidad corporal (atrapar y posicionar un objeto en posiciones aleatorias).	El entrenamiento funcional como alternativa de acondicionamiento físico, en conjunto con la implementación de actividades recreativas, permite la potenciación de habilidades y capacidades físicas en las personas mayores, para lo cual puede ser una alternativa lúdica eficaz que contribuye a incrementar la calidad de vida, tanto física como psicosocial

Castro et al.	2019	27 personas adultas mayores (≥60 años), con IMC de entre 19-30 kg/m2. Se excluyeron participantes con HTA no controlada, EPOC, diabetes tipo I y II, enfermedades reumatológicas, musculoesqueléticas y psiquiátricas. Se excluyeron también quienes tenían suplencia nutricional, dieta específica, fueran fumadoras activas, con incapacidad auto informada para caminar, que refirieron ingesta mayor a 2 tragos al día de bebidas alcohólicas y/o con contraindicaciones médicas al ejercicio regular.	66.26 ± 9.44	Conocer los cambios que en fuerza explosiva puedan generarse, posterior a la intervención con un programa de entrenamiento en fuerza máxima	La fuerza máxima se obtuvo a partir del método de 1RM en el movimiento de extensión de miembros inferiores en la máquina Leg Press, partiendo de posición sentada con un ángulo de flexión de rodilla de 90°. La percepción del esfuerzo en el protocolo de evaluación de fuerza máxima se evaluó con el OMNI-RES (Robertson et al., 2003). La fuerza explosiva se evaluó con el OptoGait (modelo 467316/R) realizando un squat jump (Izquierdo et al., 1999).	No se encontraron diferencias significativas en la fuerza explosiva, sin embargo, se observaron mejoras en la composición corporal menos (porcentaje de grasa) a través de este tipo de entrenamiento.
Chalapud-Narváez & Escobar-Almario	2017	57 personas mayores de 50 años (50 mujeres y 7 hombres).	69.0 ± 9.3	Determinar la efectividad de un programa de actividad física, para mejorar la fuerza de	Extensión funcional o alcance funcional (Duncan et al, 1990; Silva et al 2013).	Los resultados de este estudio constataron que la actividad física

		Fueron excluidas del estudio aquellas personas que no se encontraban presentes para la evaluación inicial, personas con inasistencia mayor del 20% al programa y sujetos que no aceptaron participar en el presente estudio.		miembros inferiores y el equilibrio en personas mayores	Prueba de Tándem (Tesio et al, 1998) Prueba unipodal o monopodal (Pompei et al, 2016; Silva et al., 2013; Pompei et al., 2006) Prueba de sentado parado o Sit stand up (Csuka et al, 1985; Pereira et al, 2009)	es efectiva para mejorar el equilibrio y la fuerza muscular de miembros inferiores, también es un instrumento adecuado para conservar la funcionalidad y la autonomía de las personas de la tercera edad.
Chávez-Pantoja et al.	2014	Se incluyó a 52 personas mayores de las cuales 29 concluyeron el programa de intervención. Hubo participación de ambos géneros quienes no presentaban antecedente de lesión central o periférica, amputaciones, antecedente de fracturas menor a 3 meses No participaron quienes fueron hospitalizados en los últimos	Media de edad de participantes en la intervención 76.2 años	Evaluar el efecto de un programa de ejercicios fisioterapéuticos sobre el desempeño físico de personas mayores institucionalizadas	Para este estudio se usó la prueba corta de desempeño físico (SPPB), que incluye prueba de balance, velocidad y fuerza en miembros inferiores.	Las personas que asistieron al programa de ejercicios fisioterapéuticos obtuvieron un mayor puntaje en la medición final de SPPB que las personas que no participaron del programa.

		3 meses, personas que se encontraban recibiendo tratamiento oncológico, así como quienes no deseaban participar o luego de iniciar la intervención decidieron retirarse.				Lo que sugiere que la práctica continua de ejercicios mejora la funcionalidad e independencia de personas mayores.
Concha-Cisternas et al.	2020	28 adultos mayores (17 mujeres y 11 hombres) entre 65 y 80 años autovalentes con capacidad comprender y seguir instrucciones. Fueron excluidos quienes presentaron alguna enfermedad inhabilitante, quienes poseían lesiones musculoesqueléticas o se encontraban en tratamiento de rehabilitación física, así como quienes tenían contraindicaciones permanentes o temporales para realizar AF.	75.5 ± 5	Determinar los efectos de un programa de entrenamiento físico multicomponente sobre la fragilidad y la calidad de vida de personas mayores institucionalizados	El síndrome de fragilidad se evaluó con la escala de fenotipo propuesta por Fried (Fried et al., 2020). Para valorar la calidad de vida se implementó el cuestionario World Health Organization Quality of Life – Older Adults (Fleck et al., 2003).	Después de la intervención, las personas mayores mostraron mejoras significativas en el índice de fragilidad, así como en los componentes y puntuación global de la evaluación de calidad de vida.

Falcón et al.	2020	26 personas mayores de 65 años divididos en un grupo experimental (5 mujeres y 8 hombres) y un grupo control (8 mujeres y 5 hombres). No participaron personas con HTA, patologías cardíacas o sedentarias.	69.26 ± 6.69	Analizar la efectividad de un programa de entrenamiento multimodal, que combina el entrenamiento de fuerza y el de resistencia, sobre la mejora de la salud y la capacidad funcional de personas mayores.	Al inicio y al final del estudio se midieron sus resultados mediante la batería Senior Fitness Test (Rikli y Jones, 2013) evaluando la fuerza del tren superior (arm curl test) para el brazo derecho e izquierdo, la fuerza del tren inferior (chair stand test), la resistencia cardiorrespiratoria (6-minute walk test) y el equilibrio, velocidad y agilidad (8-Foot Up-and-Go Test).	Se observó que el programa de entrenamiento controlado de tres meses de duración, mejora significativamente la salud y capacidad funcional de personas mayores de 65 años, por lo que se recomienda, para este tipo de población, la realización de entrenamientos que combinan la fuerza y la resistencia.
Rico-Gallegos et al.	2020	26 personas, 9 hombres y 17 de 60 a 83 años de edad con control de salud actualizado. No podían participar personas que presentaran enfermedades cardiovasculares como infarto cardiaco reciente o angina inestable, HTA no controlada, insuficiencia cardiaca aguda y bloqueo AV completo.	60.26 ± 10.02	Determinar mejoras en los niveles de funcionalidad de adultos mayores a través de una intervención basada en un programa denominado VIVIFRAIL en pacientes del Hospital General de Querétaro, el cual incluía entrenamiento multicomponente para estimular la fuerza y el equilibrio.	Se aplicó un test que incluía siete pruebas; test de equilibrio, velocidad de la marcha (4 m), levantarse de la silla, timed up and go (levántate y anda), velocidad de marcha (6m), riesgo de caída y deterioro cognitivo.	Las personas mayores que concluyeron el tratamiento mejoraron significativamente su funcionalidad en las pruebas de 4m y 6m, equilibrio, levantarse de la silla y tiempo de levantarse y andar (up an go). Por lo que se concluyó que 12 semanas de un programa de de distintos tipos de ejercicios de fuerza y equilibrio mejora la funcionalidad de adultos mayores.

Salazar & Calero	2018	Participaron 68 mujeres de entre 60-80 años de edad, con un nivel socioeconómico medio, las cuales se dividieron en dos grupos independientes conformados por 34 participantes cada uno. El grupo 1 consistió en la participación activa en el programa de intervención ≥ 80 %, mientras que el grupo 2 participó solo entre el 40 a 60 % de la intervención.	Grupo 1 67.85 Grupo 2 68.71	Analizar la influencia de un programa de actividad física específica para la motricidad fina y gruesa del adulto mayor del sexo femenino, comparando las influencias ejercidas en un grupo con participación sistemática y otro grupo con participación limitada.	La motricidad fina se evaluó mediante diez actividades de psicomotricidad fina y diez de motricidad gruesa. Los ejercicios fueron evaluados fueron evaluados mediante una escala de likert de entre 1-5 puntos por un experto certificado, siendo el valor 5 el de mayor grado de potenciación de la capacidad, de acuerdo a la ejecución de cada participante.	La participación sistemática en un programa de actividad física mejora significativamente la motricidad fina y gruesa en personas mayores del sexo femenino. Cuanto mayor la frecuencia de actividad física. mayor los beneficios obtenidos en estas variables.
Vargas et al.	2019	50 adultos mayores (70% mujeres, n=35 y 40% varones, n=15), divididos en grupo experimental (n=30) y grupo control (n=20), con edades comprendidas entre los 65 y 72 años integrantes de una asociación de jubilados.	67.34±1.87	Determinar los efectos que la actividad física aeróbica produce en adultos mayores con hipertensión arterial	Fuerza de los miembros inferiores mediante la prueba SLS Fuerza de los miembros superiores mediante la prueba FDC Capacidad aeróbica mediante el 2MM La flexibilidad de los miembros inferiores mediante el SAP Flexibilidad de los miembros superiores mediante el JME	La actividad física aeróbica produce efectos positivos en personas mayores hipertensas; reduce de la presión arterial, reduce el IMC y ayuda a mantener óptimos niveles de condición física funcional.

					Agilidad y el equilibrio dinámico mediante el LCS IMC según la fórmula: IMC = peso (kg) / talla² (m). Presión arterial con un tensiómetro automático digital marca OMRON HEM-742INT se realizó el registro de los valores de presión arterial.	

Nota: *IMC: Índice de masa corporal, *HTA: Hipertensión arterial, *EPOC: Enfermedad pulmonar obstructiva crónica, *1RM: Repetición máxima,

***SPPB:** Prueba corta de desempeño físico, *AF: Actividad física, *WHOQOL-OLD: World Health Organization Quality of Life – Older Adults, *AV: Bloqueo auriculoventricular, *SLS: Sentarse-Levantarse de una silla, *FDC: Flexión de codo, *2MM: Marcha de 2 minutos, *SAP: Sentarse y alcanzar el pie, *JME: Juntar las manos tras la espalda, *LCS: Levantarse, caminar 8 pies y volver a sentarse.

Tabla 2. Descripción de protocolos de entrenamiento.

Autores	Protocolo de entrenamiento y control de intensidad
Abreus et al.	Entrenamiento de equilibrio y coordinación dirigido a mejorar el control del movimiento corporal de manera estática y dinámica. El programa tuvo una duración de 12 semanas con una frecuencia de tres veces por semana. La primera fase fue de acondicionamiento general. La segunda fase fue de acondicionamiento específico para personas con Parkinson, orientado a la mejora del equilibrio y la coordinación, la tercera fase fue de Integración de componentes de las primeras dos fases. Los ejercicios estimulaban aspectos técnicos de la marcha en diferentes condiciones.
Cabezas et al.	Entrenamiento funcional implementado durante 24 semanas, con cinco sesiones por semana de 30 minutos de duración cada una. Las actividades físicas incluidas en el programa fueron el baile, danza, taichí y aeróbicos en agua. Las rutinas de ejercicios fueron estiramientos de miembros superiores, ejercicios de fortalecimiento de deltoides, flexiones y extensiones de brazos, movimientos circulares de miembros inferiores de pie y sentados, elevación de talones y tijera en posición sentada. La dosificación de los ejercicios depende de los padecimientos y características individuales detectadas por cada participante.
Castro et al.	Entrenamiento de fuerza implementado durante un periodo de 12 semanas con frecuencia de tres veces por semana. La intensidad del entrenamiento fue de entre el 44 % y 54 % del RM obtenido en la prueba de extensión de piernas. En cada sesión se trabajó con la máquina de prensa de piernas, donde se realizaban tres series de 10 repeticiones, con intervalo de recuperación de 1 minuto entre cada serie. Cada cuatro semanas se incrementó la carga en un 10 % del RM inicial.
Chalapud-Narváez et al.	Programa de fuerza en miembros inferiores y equilibrio que constó de 12 semanas con frecuencia de dos veces por semana. Cada sesión tuvo una duración de 120 minutos con una intensidad de los ejercicios de entre el 54 % y el 75 % de la frecuencia cardíaca máxima teórica. En la primera semana se realizó la evaluación de los participantes. En la segunda y tercera semana se inició con ejercicios de posturas correctas en posición bípeda y sedente, ejercicios de reforzamiento muscular, ejercicios de equilibrio, con una intensidad moderada. En la cuarta y quinta semana se continuó con ejercicios de propiocepción, ejercicios de reforzamiento muscular, ejercicios de mejoramiento del equilibrio y estiramientos. En la sexta a onceava semana se realizaron ejercicios de reforzamiento muscular, ejercicios de mejoramiento del equilibrio y estiramientos. En cada semana se incrementó la intensidad y complejidad de los ejercicios. Para finalizar en la doceava semana se realizó la evaluación final.

Chávez-Pantoja et al.	Programa de ejercicios terapéuticos de 12 semanas con frecuencia de tres sesiones por semana con duración de 45 minutos cada una, las cuales incluyeron ejercicios de calentamiento, fortalecimiento muscular, equilibrio, reeducación de la marcha y enfriamiento. Durante las sesiones se realizaban 8 ejercicios con un máximo de 10 repeticiones de cada ejercicio (Woolf et al, 2008; Rahl et al, 2010). De acuerdo al progreso y evolución de cada persona se fueron aumentando las repeticiones del ejercicio de manera progresiva.
Concha-Cisternas et al.	Programa de ejercicios de fuerza y resistencia muscular con duración de seis semanas y frecuencia de dos sesiones de 90 minutos por semana. Cada sesión inició con 15 minutos de calentamiento, en la cual se incluyeron ejercicios de movilidad articular y marcha estática/dinámica de baja intensidad. El entrenamiento aeróbico consistió en 25 minutos de AF entre el 55 - 70 % de la frecuencia cardiaca máxima, de acuerdo con el método propuesto por (Tanaka et al, 2008) y controlado mediante la escala de Borg (Borg, 1982). Luego, se desarrollaron actividades de fuerza y resistencia muscular de 15 a 20 minutos para entrenar diferentes grupos musculares (tríceps, bíceps, deltoides, glúteos, cuádriceps, isquiotibiales, gastrocnemios y dorsal ancho). Los ejercicios de fuerza iniciaban con 8 - 10 repeticiones al 20 % del 1RM para progresar hasta un 40 % del 1RM (Herrero et al., 2015; Izquierdo et al., 2014). Lo anterior, era combinado con 10 - 15 minutos de ejercicios de agilidad y equilibrio, utilizando bandas elásticas, bastones y balones medicinales de 2 y 3 kg (Herrero et al., 2015). Finalmente, la sesión incluyó ejercicios respiratorios y de flexibilidad estática, con un tiempo de mantención de 30 segundos por grupo muscular (Johnson et al., 2014).
Falcón et al.	Entrenamiento de fuerza y resistencia implementado durante 12 semanas con una frecuencia de dos sesiones de fuerza por semana y sesiones diarias de resistencia. El entrenamiento de fuerza consistió en 12 ejercicios que involucraban los principales grupos musculares del tren superior e inferior. El entrenamiento de resistencia fue aumentando gradualmente siguiendo la fórmula de Karvonen (Gudlaugsson et al., 2012), comenzando en la primera semana con 20 minutos diarios. La intensidad del entrenamiento fue del 50% de la FC máxima las 8 primeras semanas, para posteriormente aumentarla hasta el 60%.
Rico-Gallegos et al.	Entrenamiento de fuerza y equilibrio, implementado durante 12 semanas. Todas las semanas se realizaron dos sesiones de ejercicio que incluían caminar, estrujar una toalla, levantar una botella, levantarse de una silla, caminata con obstáculos, caminata en ochos, estiramiento de piernas y estiramiento de brazos. El estudio no reportó control de intensidad de las actividades realizadas durante la intervención.

Salazar & Calero	Programa de actividad física para la motricidad fina y gruesa con duración de cuatro meses, una frecuencia de cinco días continuos a la semana (lunes a viernes) y una duración de sesenta minutos cada sesión. El programa estuvo conformado por diez actividades físicas con énfasis en la psicomotricidad fina, y diez actividades con énfasis en la potenciación de la psicomotricidad gruesa.
Vargas et al.	El programa de AF constó de un total de 25 semanas con frecuencia de tres sesiones por semana. El programa estuvo dividido en tres etapas; i) etapa de adaptación de 4 semanas donde cada sesión constaba de 30 minutos distribuidos en 7 minutos de calentamiento, 15 minutos de actividad central y 8 minutos de enfriamiento. ii) etapa de mejoramiento con duración de 10 semanas. Cada sesión constaba de 45 minutos donde 10 minutos eran de calentamiento, 25 minutos de actividad central y 10 minutos de enfriamiento. iii) etapa de mantenimiento de 11 semanas, y considerando la aptitud conseguida con las dos etapas previas, la duración total de la sesión fue de 60 minutos, donde cada sesión consistía de 10 minutos de calentamiento, 40 minutos de actividad central y 10 minutos de enfriamiento.

Conclusiones

El ejercicio físico en personas mayores puede contribuir de manera eficaz en el tratamiento de la sarcopenia, por lo que representa una estrategia no farmacológica que coadyuva en su prevención y tratamiento. Los programas de ejercicio que se implementen para este fin, deben contar preferentemente con diversas modalidades de ejercicio contemplando la adecuada estimulación de la resistencia aeróbica y flexibilidad, no obstante la mayor relevancia la cobran los ejercicios de fortalecimiento muscular.

Los programas de ejercicio para el fortalecimiento muscular deben considerar una frecuencia de trabajo de los diferentes grupos musculares de al menos dos veces por semana, sin embargo, siempre y cuando no se llegue al sobreentrenamiento, esa cantidad puede incrementar con un adecuado monitoreo.

Los programas de ejercicio físico no sólo ofrecen beneficios en el sistema musculoesquelético de las personas mayores, sino que también contribuyen a mejorar distintas variables de salud física y mental que contribuyen a incrementar la calidad de vida.

Bibliografía

Abreus, J. L., González, V. B., Bernal, E. J., & del Sol, F. J. (2022). Incremento de las capacidades físicas, equilibrio y marcha en adultos mayores con Parkinson. *Podium. Revista de Ciencia y Tecnología en la Cultura Física, 17*(2), 654-671.

Álvarez, O. (2016). La genética Mendeliana, la teoría cromosómica de la herencia y las mutaciones. *Publicaciones didácticas,* 234-238.

Ayán, C., Cancela, J. M., Rodríguez, P., Ríos, P., & Abal, N. (2013). Mejora del equilibrio en los enfermos de Parkinson mediante el ejercicio calisténico-recreativo: Un estudio piloto. *Rehabilitación, 47*(1), 22-26.

Baeza, A. C., García-Molina, V. A., & Fernández, M. D. (2009). Involución de la condición física por el envejecimiento. *Apunts. Medicina de l'Esport, 44*(162), 98-103.

Barrachina, J. (2021). Efectividad del programa PROMUFRA, sobre la fragilidad y pre-fragilidad en ancianos comunitarios: Un ensayo clínico aleatorizado (Tesis doctoral).

Bayego, E. S., Vila, G. S., & Martínez, I. S. (2012). Prescripción de ejercicio físico: indicaciones, posología y efectos adversos. *Medicina Clínica, 138*(1), 18-24.

Boonen, S., Dejaeger, E., Vanderschueren, D., Venken, K., Bogaerts, A., Verschueren, S., et al. (2008). Osteoporosis and osteoporotic fracture occurrence and prevention in the elderly: A geriatric perspective. *Best Practice & Research Clinical Endocrinology & Metabolism,* 22(4), 765–785.

Borg, E., & Kaijser, L. (2006). A comparison between three rating scales for perceived exertion and two different work tests. *Scandinavian journal of medicine & science in sports, 16*(1), 57-69.

Borg, G. A. (1982). Psychophysical bases of perceived exertion. *Medicine and Science in Sports and Exercise, 14*(5), 377–381.

Bove, S. E., Flatters, S. J., Inglis, J. J., & Mantyh, P. W. (2012). New advances in musculoskeletal pain. *Brain Research Reviews, 60*(2), 187–201. https://doi.org/10.1016/j.brainresrev.2012.01.002

Bruckenthal, P. (2016). Assessment of pain in the elderly adult. *Clinics in Geriatric Medicine, 24*(2), 213–236.

Cabezas, M. M., Mites, J. C. Á., Aguilar, P. A. G., Hernández, J. P. C., & Frómeta, E. R. (2019). Entrenamiento funcional y recreación en el adulto mayor: influencia en las capacidades y habilidades físicas. *Revista cubana de investigaciones biomedicas, 36*(4), 1-13.

Carabalí, S. M. (2021). Vejez y teorías del envejecimiento. En *Salud, vejez y discapacidad* (pp. 25-50). Universidad Santiago de Cali.

Carranza, M., Gil-Dolz, M. C., & Verdeny, J. M. M. (2003). *Educación física y valores: Educando en un mundo complejo: 31 propuestas para los centros escolares* (Vol. 180). Graó.

Carrasco, M., & Born, M. (2021). *Manual de geriatría: Una mirada práctica e interdisciplinaria* (1.ª ed.). Ediciones Universidad Católica de Chile.

Carrillo Esper, R., Muciño Bermejo, J., Peña Pérez, C., & Carrillo Cortés, U. G. (2011). Fragilidad y sarcopenia. *Revista de la Facultad de Medicina (México), 54*(5), 12-21.

Castro, L. E., Galvez, A. Y., Guzmán, G. A., & García, A. I. (2019). Fuerza explosiva en adultas mayores, efectos del entrenamiento en fuerza máxima. *Retos, 36*, 64-68.

Cerda, L. (2014). Manejo del trastorno de marcha del adulto mayor. *Revista Médica Clínica Las Condes, 25*(2), 265–275.

Chalapud-Narváez, L. M., & Escobar-Almario, A. (2017). Actividad física para mejorar fuerza y equilibrio en el adulto mayor. *Universidad y Salud, 19*(1), 94-101.

Chávez-Pantoja, M., López-Mendoza, M., & Mayta-Tristán, P. (2014). Efecto de un programa de ejercicios fisioterapéuticos sobre el desempeño físico en adultos mayores institucionalizados. *Revista Española de Geriatría y Gerontología, 49*(6), 260–265.

Cid-Ruzafa, J., & Damián-Moreno, J. (1997). Valoración de la discapacidad física: El índice de Barthel. *Revista Española de Salud Pública, 71*(2), 127–137.

Comisión Económica para América Latina y el Caribe (CEPAL). (2020). Perspectivas de la población mundial 2019: Metodología de las Naciones Unidas para las estimaciones y proyecciones de población.

Comisión Económica para América Latina y el Caribe. (2022). Envejecimiento en América Latina y el Caribe: inclusión y derechos de las personas mayores (LC/CRE.5/3).

Concha-Cisternas, Y., Contreras-Reyes, S., Monjes, B., Recabal, D., & Guzmán-Muñoz, E. (2020). Efectos de un programa multicomponente sobre la fragilidad y calidad de vida de adultos mayores institucionalizados. *Revista Cubana de Medicina Militar, 49*(4), e0200758.

Consejo Nacional de Población. (2001). Retos y oportunidades del cambio en la estructura por edades de la población. En *Población de México en el nuevo siglo* (pp. 249-260). México.

Cruz-Jentoft, A. J., & Sayer, A. A. (2019). Sarcopenia. *The Lancet, 393*(10191), 2636–2646.

Cruz-Jentoft, A. J., Bahat, G., Bauer, J., Boirie, Y., Bruyère, O., Cederholm, T., ... Zamboni, M. (2019). Sarcopenia: Revised European consensus on definition and diagnosis. *Age and Ageing, 48*(1), 16–31.

Csuka, M. C., & McCarty, D. J. (1985). Simple method for measurement of lower extremity muscle strength. *American Journal of Medicine, 78*(1), 77–81.

Darraz, S. B., González-Roldán, A. M., de María Arrebola, J., & Montoro-Aguilar, C. I. (2021). Impacto del ejercicio físico en variables relacionadas con el bienestar emocional y funcional en adultos mayores. *Revista Española de Geriatría y Gerontología, 56*(3), 136-143.

Delgado Morales, J. C., Estiven, A. G., Castillo Mayra, V., & Miñoso Madelyn, C. (2013). Osteoporosis, caídas y fractura de cadera: Tres eventos de repercusión en el anciano. *Revista Cubana de Reumatología, 15*(1), 41-46.

Díaz Piñera, W., García Villar, Y., Linares Fernández, T., Rabelo Padua, G., & Díaz Padrón, H. (2024). Envejecimiento e invalidez: Nuevos retos para la sociedad cubana. *Revista Cubana de Salud y Trabajo, 11*(1), 38–46.

Dobson, F., Hinman, R. S., Roos, E. M., Abbott, J. H., Stratford, P., Davis, A. M., & Hansen, P. (2013). OARSI recommended performance-based tests to assess physical function in people diagnosed with hip or knee osteoarthritis. *Osteoarthritis and Cartilage, 21*(8), 1042–1052.

Duncan, P., Weiner, D., Chandler, J., & Studenski, S. (1990). Functional reach: A new clinical measure of balance. *The Journals of Gerontology, Series A: Biological Sciences and Medical Sciences, 45*(6), M192–M197.

Falcon Miguel, D., López Sarria, A., Ortega Zayas, M. Á., & Moreno Azze, A. (2020). *Beneficios del entrenamiento multimodal en la salud de personas mayores. TRANCES: Revista de Transmisión del Conocimiento Educativo y de la Salud, 12*(15), 530-544.

Franchignoni, F., Tesio, L., Martino, M., & Ricupero, C. (1998). Reliability of four simple, quantitative tests of balance and mobility in healthy elderly females. *Aging Clinical and Experimental Research, 10*(1),

Fried, L. P., Tangen, C. M., Walston, J., Newman, A. B., Hirsch, C., Gottdiener, J., et al. (2001). Frailty in older adults: Evidence for a phenotype. *The Journals of Gerontology, Series A: Biological Sciences and Medical Sciences, 56*(3), M146–M157.

Gallegos, C. R., Esparza, G. V., & Valderrama, F. P. (2020). Programa de intervención basado en VIVIFRAIL para mejorar la funcionalidad de adultos mayores. *Revista Peruana de Ciencias de la Actividad Física y del Deporte: RPCAFD, 7*(3), 7.

García-Hermoso, A., et al. (2020). Effects of physical activity on mental health in older adults: A systematic review and meta-analysis. *Psychology of Sport and Exercise, 50*, 101771.

Guadalupe-Grau, A., Carnicero, J. A., Losa-Reyna, J., Tresguerres, J., Gómez-Cabrera, M. del C., Castillo, C., … García-García, F. J. (2017). Endocrinology of Aging From a Muscle Function Point of View: Results From the Toledo Study for Healthy Aging. *Journal of the American Medical Directors Association, 18*(3),

Guillemin, F., Bombardier, C., & Beaton, D. (1993). Cross-cultural adaptation of health-related quality of life measures: Literature review and proposed guidelines. *Journal of Clinical Epidemiology, 46*(12), 1417–1432.

Hadjistavropoulos, T., Herr, K., Turk, D. C., Fine, P. G., Dworkin, R. H., Helme, R., et al. (2018). An interdisciplinary expert consensus statement on assessment of pain in older persons. *Clinical Journal of Pain, 34*(1), 1–43.

Haight, B. K. (1988). The therapeutic role of a structured life review process in homebound elderly subjects. *Journal of gerontology, 43*(2), 40-44.

Heredia, J. R., Chulvi, I., Isidro, F., & Costa, R.M. (2007). Fitness y composición corporal: programas de disminución del porcentaje graso y aumento de masa muscular. *Revista Digital - Buenos Aires, 11*(105).

Herrero, Á. C., Cadore, E. L., Velilla, N. M., & Redin, M. I. (2015). El ejercicio físico en el anciano frágil: Una actualización. *Revista Española de Geriatría y Gerontología, 50*(2), 74–81.

Instituto Nacional de Estadística y Geografía (INEGI). (2000). *Censo Nacional de Población y Vivienda*. México.

Instituto Nacional de Estadística y Geografía (INEGI). (2020). *Censo de Población y Vivienda 2020: Consulta interactiva de datos*. Cuestionario básico. SNIEG. Información de interés nacional.

Instituto Nacional de Estadística y Geografía (INEGI). (2022). *Encuesta Nacional de Ocupación y Empleo Nueva Edición (ENOEN): Base de datos. Segundo trimestre de 2022*. SNIEG. Información de interés nacional.

Instituto Nacional de Estadística y Geografía. (2024). *Mopa redefinido: Programa de medición del bienestar*. https://www.inegi.org.mx/programas/mopradef/

Instituto Nacional de las Personas Adultas Mayores (INAPAM). (2023). *Diagnóstico de la situación de las personas adultas mayores en México* [PDF].

Izquierdo, M., & Cadore, E. L. (2014). Muscle power training in the institutionalized frail: A new approach to counteracting functional declines and very late-life disability. *Current Medical Research and Opinion, 30*(7), 1385–1390.

Izquierdo, M., Aguado, X., González, R., López, J. L., & Häkkinen, K. (1999). Maximal and explosive force production capacity and balanced performance in men of different ages. *European Journal of Applied Physiology and Occupational Physiology, 79*(3), 260–267.

Jiménez, A., Fernández Roldán, K., Oviedo Caro, M. A., & Feria Madueño, A. (2013). Efecto de distintos programas de actividad física y sedentarismo sobre la sarcopenia en personas mayores. *Revista Kronos, 12*(1), 16–21.

Johnson, A. W., Mitchell, U. H., Meek, K., & Feland, J. B. (2014). Hamstring flexibility increases the same with 3 or 9 repetitions of stretching held for a total time of 90 s. *Physical Therapy in Sport, 15*(2), 101–105.

Keating, N. C., Rodríguez Mañas, L., & De Francisco, A. (2021). Hacia el envejecimiento saludable en América Latina y el Caribe: ¿no dejar a nadie atrás? *Revista panamericana de salud pública = Pan American Journal of Public Health, 45*, e120.

Linnane, A., Ozawa, T., Marzuki, S., & Tanaka, M. (1989). Mitochondrial DNA mutations as an important contributor to ageing and degenerative diseases. *The Lancet, 333*(8639), 642-645.

Lohman, T., Roche, A., & Martorell, R. (1988). *Anthropometric standardization reference manual.* Human Kinetics.

Lopes, P. B., Cabral, L. L., Robertson, R. J., Franco, A. H., & Pereira, G. (2020). A systematic review of validity and reliability of perceived exertion scales to older adults. *Revista de Psicología del Deporte (Journal of Sport Psychology), 29*(4), 74-89.

Lozano Keymolen, D., Montoya Arce, B. J., Gaxiola Robles Linares, S. C., & Román Sánchez, Y. G. (2018). Dependencia funcional y su relación con la mortalidad general en adultos mayores: México, 2001-2015. *Población y Salud en Mesoamérica, 15*(2), 38-68.

Marzetti, E., Calvani, R., Tosato, M., Cesari, M., Di Bari, M., Cherubini, A., Collamati, A., D'Angelo, E., Pahor, M., Bernabei, R., Landi, F., & SPRINTT Consortium. (2017). Sarcopenia: An overview. *Aging Clinical and Experimental Research, 29*(1), 11–17.

Matsudo, S. M. M. (2019). Recomendaciones de actividad física: un mensaje para el profesional de la salud. *Revista de Nutrición Clínica y Metabolismo, 2*(2), 44-54.

Mercedes Cabezas, M., Álvarez Mites, J., Guallichico Aguilar, P., Chávez Hernández, J., & Romero Frómeta, E. (2019). Entrenamiento funcional y recreación en el adulto mayor: Influencia en las capacidades y habilidades físicas. *Revista Cubana de Investigaciones Biomédicas, 36*(4).

Miranda, K. A., Rúbio Gouveia, É., Gouveia, B. R., Marques, A., Campos, P., Tinôco, A., Jurema, J., Kliegel, M., & Ihle, A. (2022). La sarcopenia y la actividad física predicen caídas en adultos mayores de Amazonas, Brasil. *Retos: Nuevas Perspectivas de Educación Física, Deporte y Recreación, 43*, 215–222.

Molina, C. M., & Bravo, P. A. (2018). Estudio epidemiológico: Pacientes internados en el servicio de ortopedia, pabellón 106, del Hospital General de México. De septiembre de 1985 a febrero de 1992. *Revista Mexicana de Ortopedia y Traumatología, 12*(5), 416–420.

Mora, J. L., Curbelo, V. B., Valladares, E. J., & Del Sol Santiago, F. J. (2022). Incremento de las capacidades físicas, equilibrio y marcha en adultos mayores con Parkinson. *Revista de Ciencia y Tecnología en la Cultura Física, 17*(2), 654–671.

Moreno, A. (2005). Incidencia de la actividad física en el adulto mayor. *Revista Internacional de Medicina y Ciencias de la Actividad Física y el Deporte, 5*(19), 222–237.

Morishita, S., Tsubaki, A., Nakamura, M., Nashimoto, S., Fu, J. B., & Onishi, H. (2019). Rating of perceived exertion on resistance training in elderly subjects. *Expert review of cardiovascular therapy, 17*(2), 135-142.

Navalón, R., & González-Moro, I. M. (2020). Valoración del grado de deterioro funcional y fragilidad en adultos mayores activos. *Retos: Nuevas Perspectivas de Educación Física, Deporte y Recreación, 38*, 576–581.

Nelson, M. E., Rejeski, W. J., Blair, S. N., et al. (2007). Physical activity and public health in older adults: Recommendations from the American College of Sports Medicine. *Medicine and Science in Sports and Exercise, 39*(8), 1435–1445.

Organización Mundial de la Salud. (2015). *Informe mundial sobre el envejecimiento*. [PDF].

Organización Mundial de la Salud. (2021). Programa Envejecimiento y Ciclo Vital. Envejecimiento activo: un marco político. *Revista Especial, Geriátrica de Gerontología; 37*(supl.2): 74-105.

Organización Mundial de la Salud. (2022). *Actividad física*. https://www.who.int/es/news-room/fact-sheets/detail/physical-activity

Organización Mundial de la Salud. (2024). *Envejecimiento y salud*. https://www.who.int/es/news-room/fact-sheets/detail/ageing-and-health

Orgel, L. E. (1970). The maintenance of the accuracy of protein synthesis and its relevance to ageing: A correction. *Proceedings of the National Academy of Sciences, 67*(3), 1476.

Orr, R., Raymond, J., Fiatarone, M., & Singh, M. A. F. (2008). Efficacy of progressive resistance training on balance performance in older adults: A systematic review of randomized controlled trials. *Sports Medicine, 38*(4), 317–343.

Ostrosky-Solís, F., López-Arango, G., & Ardila, A. (2000). Sensitivity and specificity of the Mini-Mental State Examination in a Spanish-speaking population. *Applied Neuropsychology, 7*, 25–31.

Padilla Colón, C. J., Sánchez Collado, P., & Cuevas, M. J. (2014). Benefits of strength training for the prevention and treatment of sarcopenia. *Nutrición Hospitalaria: Órgano Oficial de la Sociedad Española de Nutrición Parenteral y Enteral, 29*(5), 979–988.

Patterson, R., et al. (2020). Sedentary behavior and health outcomes among older adults: A systematic review. *Health Psychology Review, 14*(2), 164-191.

Pereira, F. D., Batista, W. O., Furtado, H. L., Giani, E. D. A. J. T. S., & Dantas, E. H. M. (2009). Comparação da força funcional de membros inferiores e superiores entre idosas fisicamente ativas e sedentárias. *Revista Brasileira de Geriatria e Gerontologia, 12*(3), 417–427.

Pompei, P., & Murphy, J. (2006). Gait impairment and falls. En *Geriatrics review syllabus: A core curriculum in geriatric medicine* (Vol. 6, pp. 195–209). American Geriatrics Society.

Prado, A. (2010). *Envejecimiento en América Latina: Sistemas de pensiones y protección social integral.* CEPAL.

Quintero, F. A., Garraza, M., Navazo, B., & Cesani, M. F. (2024). Teorías del envejecimiento biológico: una revisión integradora. *Revista Española de Geriatría y Gerontología, 59*(6), 101530.

Quiroz, D. E. (2023). *La educación para los derechos humanos de las personas adultas mayores de la Ciudad de México: Taller conocer y ejercer nuestros derechos humanos*. [PDF].

Rahl RL. (2010). *Physical activity and health guidelines: recommendations for various ages, fitness levels, and conditions from 57 authoritative sources*. 1.a ed. Human Kinetics.

Rice, P. (1996). *Desarrollo humano: Estudio del ciclo vital* (2.ª ed.). Prentice Hall Hispanoamericana.

Rico-Gallegos, C.,Carrillo-Sánchez, J.L., Vargas-Esparza, G., & Poblete-Valderrama, F. (2020). Programa de intervención basado en VIVIFRAIL para mejorar la funcionalidad de adultos mayores. *Revista Peruana de Ciencias de la Actividad Física y del Deporte: RPCAFD, 7*(3), 960-966.

Rico-Rosillo, M. G., Oliva-Rico, D., & Vega-Robledo, G. B. (2018). Envejecimiento: Algunas teorías y consideraciones genéticas, epigenéticas y ambientales. *Revista Médica del Instituto Mexicano del Seguro Social, 56*(3), 287-294.

Rikli, R. E., & Jones, C. J. (2013). *Senior fitness test manual.* Human Kinetics.

Robertson, R. J., Goss, F. L., Rutkowski, J., Lenz, B., Dixon, C., Timmer, J., & Andriacci, J. (2003). Concurrent validation of the OMNI perceived exertion scale for resistance exercise. *Medicine & Science in Sports & Exercise, 35*(2), 333–341.

Rodríguez, M. M., Lozada, I. D., Moreno, N., Vargas, D. A., Nieto, C. E., Picón, Y. A., & Causado, A. S. (2022). Prevalence of sarcopenia in older adults in two retirement homes in Pereira, Colombia. *Revista de la Facultad de Medicina Humana, 22*(2), 266–272.

Rose, D. J., Lucchese, N., & Wiersma, L. D. (2006). Development of a multidimensional balance scale for use with functionally independent older adults. *Archives of Physical Medicine and Rehabilitation, 87*, 1478–1485.

Ruiz, E. D., & Valdivieso, C. U. (2002). Psicología del ciclo vital: hacia una visión comprehensiva de la vida humana. *Revista Latinoamericana de psicología, 1*(1), 17-27.

Salazar, M., & Calero, S. (2018). Influencia de la actividad física en la motricidad fina y gruesa del adulto mayor femenino. *Revista Cubana de Investigaciones Biomédicas, 37*(3), 1–13.

Salgado, N., & Bojorquez, I. (2006). Estado de salud y utilización de servicios de salud en adultos mayores que viven en pobreza urbana. En *envejecimiento, pobreza y salud en población urbana: Un estudio en cuatro ciudades de México* (pp. 55-70). Instituto Nacional de Salud Pública.

Sallinen, J., Stenholm, S., Rantanen, T., Heliövaara, M., Sainio, P., & Koskinen, S. (2010). Hand-grip strength cut points to screen older persons at risk for mobility limitation. *Journal of the American Geriatrics Society, 58*(9), 1721–1726.

Silva Campos, M. P., Gomes Vianna, L. G., & da Rocha Campos, A. (2013). Os testes de equilíbrio Alcance Funcional e "Timed Up and Go" e o risco de quedas em idosos. *Revista Kairós: Gerontologia, 16*(4), 125–138.

Sinha, R., et al. (2021). Sedentary behavior and health outcomes in older adults: A systematic review and meta-analysis. *Aging Clinical and Experimental Research, 33*(9), 2259-2272.

Strain, T., Flaxman, S., Guthold, R., Semenova, E., Cowan, M., Riley, L. M., Fiona C., Gretchen A. & Stevens, G. A. (2024). National, regional, and global trends in insufficient physical activity among adults from 2000 to 2022: a pooled analysis of 507 population-based surveys with 5· 7 million participants. *The Lancet Global Health, 12*(8), e1232-e1243.

Tanaka, H., & Seals, D. R. (2008). Endurance exercise performance in Masters athletes: Age-associated changes and underlying physiological mechanisms. *The Journal of Physiology, 586*(1), 55–63.

Terés, L. E., & Reyna, M. C. (2023). *Programa de ejercicio físico multicomponente para personas diagnosticadas con fibromialgia: Fibroactívate. Guía práctica para la prescripción del ejercicio.* http://eprints.uanl.mx/25211/

Torres, Y., Bermúdez, V., Garicano, C., Vilasmil, N., Bautista, J., Martínez, M. S., & Rojas-Quintero, J. (2017). Desarrollo del sistema inmunológico: ¿naturaleza o crianza? *Archivos venezolanos de farmacología y terapéutica, 36*(5), 144-151.

Varela Pinedo, L. F. (2016). Salud y calidad de vida en el adulto mayor. *Revista peruana de medicina experimental y salud pública, 33*, 199-201.

Vargas, M. Á., & Rosas, M. E. (2019). Impacto de un programa de actividad física aeróbica en adultos mayores con hipertensión arterial. *Revista Latinoamericana de hipertensión, 14*(2), 142-149.

La Jornada Baja California. (2022). *En Baja California, casi la mitad de los adultos mayores trabajan: Inegi.* https://jornadabc.com.mx/bajacalifornia/en-baja-california-casi-la-mitad-de-los-adultos-mayores-trabajan-inegi/

Velásquez, M., Prieto, B., & Contreras, R. (2004). El envejecimiento y los radicales libres. *Ciencias, 75*, 36–43.

Vicente-Sánchez, S., Olmos-Jiménez, R., Ramírez-Roig, C., García-Sánchez, M. J., Valderrey-Pulido, M., & de la Rubia-Nieto, A. (2018). Adherencia al tratamiento en pacientes mayores de 65 años que sufren reingresos precoces. *Farmacia Hospitalaria, 42*(4), 147-151.

Vikberg, S., Sörlén, N., Brandén, L., Johansson, J., Nordström, A., Hult, A., & Nordström, P. (2019). Effects of resistance training on functional strength and muscle mass in 70-year-old individuals with pre-sarcopenia: A randomized controlled trial. *Journal of the American Medical Directors Association, 20*(1), 28–34.

Vina, J., Sanchis-Gomar, F., Martinez-Bello, V., & Gomez-Cabrera, M. C. (2012). Exercise acts as a drug; the pharmacological benefits of exercise. *British journal of pharmacology, 167*(1), 1-12.

Viña, J., Borrás, C., & Miquel, J. (2008). Theories of ageing. *IUBMB Life, 59*(4-5), 249-254.

Voorrips, L. E., Ravelli, A. C., Dongelmans, P. C. A., Deurenberg, P., & Staveren, W. A. V. (1991). A physical activity questionnaire for the elderly. *Medicine and Science in Sports and Exercise, 23*(8), 974–979.

Wallace, D. C. (1992). Mitochondrial genetics: A paradigm for aging and degenerative diseases? *Science, 256*(5057), 628-632.

Woolf-May, K. (2008). *Prescripción de ejercicio: Fundamentos fisiológicos. Guía para profesionales de la salud, del deporte y del ejercicio físico* (1.ª ed.). Elsevier Masson.

Ybáñez Zepeda, E. (2002). *Envejecimiento demográfico en México. Importancia de los ingresos durante la vejez* [Tesis de doctorado, El Colegio de México]. México, D. F.

Capítulo 5.
Mitigación de Riesgos Psicosociales en el Trabajo: El Rol de la Actividad Física en el marco de la NOM-035-STPS-2018

Robert Efraín Zárate Cornejo[1]

Lourdes Cutti Riveros[2]

Elena Cecilia Guzmán Gutierrez[3]

Rocío Villalón Cañas[4]

Resumen

En este capítulo se investiga la relación entre la actividad física y la reducción de riesgos psicosociales en el trabajo, en el marco de la NOM-035-STPS-2018. Esta norma mexicana establece lineamientos para identificar, prevenir y mitigar los factores que impactan en la salud mental y física de los trabajadores.

1. Dr. en Ciencias económicas, profesor de la Facultad de Contaduría y Administración, de la Universidad Autónoma de Baja California. Email: robertzarate@uabc.edu.mx. ORCID: https://orcid.org/0000-0002-6636-1939.
2. Dra. en Ciencias Educativas, profesora de la Facultad de Deportes campus Tijuana, de la Universidad Autónoma de Baja California. Email: lourdes.cutti.riveros@uabc.edu.mx. ORCID: https://orcid.org/0000-0002-3221-9256
3. Dra. en Educación Deportiva y Ciencias del Deportes en Educación Física y Deporte, profesora de la Facultad de Deportes Campus Tijuana, de la Universidad Autónoma de Baja California. Email: cecilia.guzman@uabc.edu.mx.
4. Dra. en Planeación Estratégica, profesora de tiempo completo la Facultad de Contaduría y Administración, de la Universidad Autónoma de Baja California. Email: rocio.villalon@uabc.edu.mx. ORCID: 0000-0002-4468-8869.

Los riesgos psicosociales, entre ellos el estrés laboral, la sobrecarga de trabajo y el acoso, afectan significativamente la salud de los trabajadores, el desempeño organizacional y los costos empresariales. La OIT estima pérdidas económicas entre el 2% y el 4% del PIB en los países desarrollados debido a estos riesgos.

La actividad física surge como una estrategia de mitigación efectiva, apoyada en investigaciones que demuestran su impacto positivo en la reducción del estrés y la mejora del bienestar. En el capítulo se presentan diversas modalidades de intervención, entre ellas descansos activos, entrenamiento en grupo, promoción de estilos de vida activos, mindfulness y gamificación.

Se propone una metodología estructurada en seis fases para la implementación de programas de actividad física: diagnóstico inicial, planeación, desarrollo de contenidos, validación, implementación y evaluación continua. Cada fase considera aspectos específicos alineados con la NOM-035-STPS-2018.

La evidencia sugiere que la implementación sistemática de programas de actividad física no sólo cumple con los requisitos regulatorios, sino que también genera beneficios tangibles en términos de salud ocupacional, productividad y sostenibilidad organizacional, constituyendo una inversión estratégica en el bienestar integral de los trabajadores.

Palabras claves: Actividad física, NOM-035-STPS-2018 y Riesgos Psicosociales

Abstract: This chapter investigates the connection between physical activity and the reduction of psychosocial risks in the workplace, within the framework of NOM-035-STPS-2018. This Mexican standard sets guidelines for identifying, preventing, and mitigating factors that impact workers' mental and physical health.

Psychosocial risks, including work-related stress, work overload, and harassment, significantly affect worker health, organizational performance, and business costs. The ILO estimates economic losses between 2% and 4% of GDP in developed countries due to these risks.

Physical activity emerges as an effective mitigation strategy, supported by research demonstrating its positive impact on stress reduction and improved well-being. The chapter presents various intervention modalities, including active breaks, group training, promotion of active lifestyles, mindfulness, and gamification.

A structured methodology in six phases is proposed for implementing physical activity programs: initial diagnosis, planning, content development, validation, implementation, and continuous evaluation. Each phase considers specific aspects aligned with NOM-035-STPS-2018.

Evidence suggests that the systematic implementation of physical activity programs not only complies with regulatory requirements but also generates tangible benefits in terms of occupational health, productivity, and organizational sustainability, constituting a strategic investment in the comprehensive well-being of workers.

Keywords: Physical activity, NOM-035-STPS-2018 and Psychosocial Risks

Introducción

En el entorno laboral actual, la gestión de los riesgos psicosociales se ha vuelto crucial para el bienestar organizacional y la salud ocupacional. La introducción de la NOM-035-STPS-2018 en México marca un paso significativo en el reconocimiento y atención de estos riesgos, estableciendo un marco regulatorio que obliga a las organizaciones a identificar, prevenir y mitigar los factores que pueden afectar la salud mental y física de los trabajadores.

Los riesgos psicosociales, que van desde el estrés laboral y la carga de trabajo excesiva hasta el acoso y la violencia en el lugar de trabajo, tienen consecuencias sustanciales tanto para los individuos como para las organizaciones. Estudios recientes indican que estos factores no solo impactan en la salud mental y física de los trabajadores, sino que también afectan la productividad, el clima laboral y generan costos significativos para las empresas. La Organización Internacional del Trabajo (OIT) estima que las pérdidas económicas relacionadas con estos riesgos pueden alcanzar entre el 2% y el 4% del Producto Interno Bruto en los países desarrollados.

En este contexto, la actividad física surge como una estrategia efectiva y científicamente respaldada para mitigar los riesgos psicosociales. Las investigaciones de Soler (2023) y Martínez y Saldarriaga (2008) han demostrado que la incorporación de programas de actividad física en el lugar de trabajo no solo reduce los niveles de estrés y ansiedad, sino que también mejora el bienestar general de los trabajadores, fortalece las relaciones interpersonales y contribuye a un ambiente laboral más saludable.

En este capítulo se examina el papel vital de la actividad física en la mitigación de los riesgos psicosociales, tomando en cuenta el marco regulatorio de la NOM-035-STPS-2018. Se analizan diversas estrategias y modalidades de intervención física, desde pausas activas hasta programas integrales de ejercicio, evaluando su efectividad y aplicabilidad en diferentes contextos organizacionales. Adicionalmente, se presenta una metodología estructurada para la implementación de programas de actividad física, considerando las fases de diagnóstico, diseño, implementación y evaluación, todas alineadas con los requerimientos regulatorios y las mejores prácticas en salud ocupacional.

A través de este análisis, se busca brindar a las organizaciones herramientas prácticas y evidencia científica que respalden la implementación de programas de actividad física como una estrategia efectiva para la gestión de los riesgos psicosociales, contribuyendo así al cumplimiento normativo y, lo que es más importante, al bienestar integral de los trabajadores.

2. Marco Teórico

2.1. La salud en el trabajo: el Riesgo Psicosocial

La salud ocupacional engloba las prácticas y políticas destinadas a fomentar y salvaguardar el bienestar de los trabajadores en su entorno profesional. Este concepto tiene sus raíces en la interconexión entre el trabajo y la salud, reconociendo que las condiciones del lugar de trabajo pueden afectar sustancialmente el bienestar físico, mental y social de los empleados. Hurtado (2023) enfatiza la importancia de que las empresas implementen sistemas de salud ocupacional que identifiquen y gestionen eficazmente los riesgos laborales, incluidos los problemas de salud mental y la exposición a sustancias nocivas.

Chiavenato (2017) sostiene que la salud en el lugar de trabajo es crucial para garantizar la calidad de vida de los empleados y el desempeño organizacional, ya que los trabajadores saludables y motivados son más productivos y contribuyen de manera más efectiva al éxito de la empresa. Además, Robbins y Judge (2017) destacan que la salud ocupacional implica la gestión adecuada del estrés y los factores psicosociales, que influyen directamente en la satisfacción y el desempeño laboral.

Los riesgos psicosociales abarcan los posibles peligros en el lugar de trabajo que surgen de las interacciones entre el entorno laboral, el contenido del trabajo, las condiciones organizacionales y las características individuales de los trabajadores. La exposición a factores de riesgo psicosociales puede desencadenar problemas de salud mental como estrés, ansiedad y síndrome de burnout (Rocha et al., 2014; Tacca & Tacca, 2019; Manrique et al., 2021). Estos riesgos también se manifiestan en problemas de salud, bajas laborales, discapacidad, bajo rendimiento y ausentismo (Luceño Moreno et al., 2008).

Las personas con buena salud mental tienden a experimentar una mayor satisfacción personal y profesional. Son más capaces de formar relaciones significativas y mantener un sentido de propósito (Bupa, 2023).

Además, promover entornos laborales favorables puede prevenir el agotamiento laboral y los riesgos para la salud mental (Fuentes et al., 2022).

Es importante destacar que el riesgo psicosocial es una categoría de riesgos laborales, que se presenta como estrés, acoso y violencia relacionados con el trabajo, que puede afectar gravemente la salud mental y emocional de los empleados, contribuyendo a problemas como el síndrome de burnout y los trastornos de ansiedad (Neffa, 2016).

La identificación adecuada de los riesgos psicosociales es esencial para prevenir problemas importantes en el lugar de trabajo. La NOM-035-STPS-2018 ordena que esta identificación se realice al menos cada dos años e incluya a todos los trabajadores del lugar de trabajo. Este proceso no solo garantiza el cumplimiento de las regulaciones legales, sino que también permite a las organizaciones reconocer áreas problemáticas que podrían afectar la productividad y la satisfacción laboral (STPS, 2018). La evaluación debe considerar varios factores, como:

- *Condiciones del lugar de trabajo*: incluye aspectos físicos y organizacionales que pueden influir en la salud mental.
- *Cargas de trabajo*: evalúa si las demandas del trabajo son razonables y manejables.
- *Relaciones interpersonales*: identifica dinámicas negativas entre colegas o con supervisores.
- *Violencia en el lugar de trabajo*: reconoce posibles situaciones de acoso o bullying (INSST, 2023).

2.2. Detalles sobre la NOM-035-STPS-2018.

La NOM-035-STPS-2018 es una norma oficial mexicana emitida por la Secretaría del Trabajo y Previsión Social (STPS) que establece los lineamientos para identificar, analizar y prevenir los factores de riesgo psicosocial en el lugar de trabajo. Su importancia radica en que se centra en el bienestar mental y emocional de los trabajadores, aspecto fundamental en la gestión de los recursos humanos y en la creación de entornos laborales saludables.

El objetivo principal de esta norma es abordar los riesgos psicosociales que pueden derivar en problemas de salud mental como estrés, ansiedad y depresión. Al identificar y examinar estos riesgos, las organizaciones pueden implementar medidas adecuadas para reducirlos. Esto implica evaluar las condiciones de trabajo, las cargas de trabajo y el entorno organizacional, promoviendo así un lugar de trabajo más seguro y saludable (Secretaría del Trabajo y Previsión Social [STPS], 2018).

La NOM-035-STPS-2018 no solo tiene como objetivo la prevención de enfermedades relacionadas con el trabajo, sino también la creación de un entorno laboral en el que los empleados se sientan valorados y respaldados. Esta norma mexicana se enfoca en la gestión integral de los riesgos psicosociales, estableciendo la importancia de un ambiente organizacional positivo que fomenta el compromiso y el bienestar laboral, factores que, según Chiavenato (2017), son fundamentales para la reducción del ausentismo y el aumento. de la productividad.

Desde su implementación en octubre de 2019, la NOM-035-STPS-2018 obliga a todas las empresas con trabajadores en México a cumplir con los lineamientos establecidos para mitigar los riesgos psicosociales en el ámbito laboral (Secretaría del Trabajo y Previsión Social [STPS], 2018). El incumplimiento de estas medidas puede acarrear sanciones significativas, lo que resalta la importancia de que las organizaciones adoptan este marco normativo no solo como un requisito legal, sino también como parte de su responsabilidad social corporativa (Quirarte & Quirós, 2020).

La implementación de esta norma oficial mexicana es de carácter obligatorio en todo el país y debe llevarse a cabo en todos los centros de trabajo, los cuales se categorizan según su número de empleados:

- Centros de trabajo con hasta 15 empleados.

- Centros de trabajo con 16 a 50 empleados.
- Centros de trabajo con más de 50 empleados.

La NOM-035-STPS-2018 desarrolla y especifica las obligaciones establecidas en el Reglamento Federal de Seguridad y Salud en el Trabajo, tanto para patrones y trabajadores, centrándose en tres ejes fundamentales:

- Prevención de factores de riesgo psicosocial.
- Prevención de la violencia en el trabajo.
- Promoción de un clima organizacional favorable.

En cumplimiento de la norma, las empresas deben de implementar una política preventiva que enfatice la sensibilización de su personal. La Norma ordena la difusión activa de toda la información relevante para su cumplimiento, como:

1) La política institucional de prevención de riesgos psicosociales de la empresa.
2) Los programas vigentes relacionados con la gestión de riesgos psicosociales.
3) Las estrategias para promover un clima laboral positivo y erradicar la violencia en el trabajo.
4) Los hallazgos de las evaluaciones realizadas.
5) Los impactos en la salud identificados por la exposición a factores de riesgo psicosocial.

La implementación de la NOM-035-STPS-2018 tiene el potencial de generar ahorros significativos para las organizaciones al reducir los costos asociados con el ausentismo, la rotación de personal y los gastos médicos relacionados con enfermedades ocupacionales (González-Morales et al., 2019).

La normatividad marca un avance en la protección de la salud mental y los derechos laborales en México. Su implementación fortalece los mecanismos de prevención y atención de riesgos psicosociales, estableciendo un marco de responsabilidades claro para autoridades, trabajadores y trabajadores, lo que contribuye a la construcción de ambientes laborales más saludables y seguros.

2.3. Identificación de factores de Riesgos Psicosociales en el Trabajo

La Organización Mundial de la Salud (1990) señala que los riesgos psicosociales tienen un potencial significativo de afectar negativamente el bienestar físico, social o mental de un trabajador. Entre los factores comunes que contribuyen a estos riesgos se encuentran las cargas de trabajo excesivas, la falta de autonomía en las tareas, las jornadas laborales prolongadas y las relaciones interpersonales negativas en el lugar de trabajo (Instituto Nacional de Seguridad y Salud en el Trabajo [INSST], 2023).

La NOM-035-STPS-2018 proporciona una definición de los factores de riesgo psicosocial describiendo como "aquellos que pueden dar lugar a trastornos de ansiedad, alteraciones no orgánicas del ciclo sueño-vigilia y problemas graves de estrés y adaptación, derivados de la naturaleza de las funciones del puesto, el tipo de horario de trabajo y la exposición a eventos traumáticos graves o actos de violencia en el lugar de trabajo, derivados del trabajo desempeñado" (NOM 035).

El numeral 7.2 del NOM 035, establece siete categorías fundamentales de factores de riesgo psicosocial que deben considerarse:

a) Condiciones ambientales de trabajo: Se refiere a entornos de trabajo peligrosos, inseguros o insalubres que exigen un esfuerzo adicional de adaptación por parte del trabajador.

b) Cargas laborales: Comprende las exigencias que sobrepasan la capacidad del trabajador, incluyendo aspectos cuantitativos, cognitivos, mentales, emocionales y de responsabilidad, así como demandas contradictorias o inconsistentes.

c) **Control sobre el trabajo**: Abarca la capacidad del trabajador para influir en sus actividades laborales. La ausencia de elementos como iniciativa, autonomía, participación y oportunidades para el desarrollo de habilidades puede constituir un factor de riesgo significativo.

d) **Jornadas de trabajo y rotación de turnos**: Representa un factor de riesgo cuando se exceden los límites establecidos por la Ley Federal del Trabajo, especialmente en casos de turnos extensos, rotación continua (particularmente en horarios nocturnos) y ausencia de períodos adecuados de descanso.

e) **Equilibrio trabajo-familia**: Se manifiesta cuando las responsabilidades laborales interfieren constantemente con el tiempo destinado a la vida personal y familiar, generando conflictos en la conciliación de ambas esferas.

f) **Liderazgo y relaciones en el trabajo**: El liderazgo negativo se caracteriza por una relación deficiente entre trabajadores y superiores, manifestada a través de actitudes agresivas o impositivas, falta de claridad en las funciones y ausencia de reconocimiento o retroalimentación sobre el desempeño.

g) **Violencia laboral:** engloba todas las formas de acoso, hostigamiento y malos tratos en el entorno laboral.

Por su parte, la Organización Internacional del Trabajo, ha desarrollado una clasificación de factores psicosociales que comprometen la salud del trabajador. Estos factores, que se originan en la organización del trabajo, pueden provocar alteraciones fisiológicas, emocionales, cognitivas y conductuales, potencialmente precursoras de enfermedades laborales. Los principales factores se categorizan de la siguiente manera:

Condiciones del entorno y puesto de trabajo

- Sobrecarga laboral y exigencias psicológicas excesivas.
- Extensas jornadas laborales con horarios irregulares
- Diseño inadecuado del espacio laboral y deficiencias ergonómicas.
- Limitada autonomía y control en la ejecución de tareas.
- Ritmo de trabajo intenso y presión temporal
- Ambigüedad en la definición de funciones y responsabilidades

Aspectos organizacionales

- Estilos de supervisión y dirección ineficaces
- Estructuras organizativas deficientes y ausencia de trabajo colaborativo.
- Carencia de redes de apoyo social
- Ambiente laboral y cultural organizacional deteriorados
- Insuficiente cultura de prevención de riesgos laborales
- Remuneración inadecuada y subvaloración de puestos
- Prácticas discriminatorias en el entorno laboral

Dinámica de las relaciones laborales

- Manifestaciones de acoso sexual
- Presencia de acoso laboral (mobbing)
- Expresiones de violencia en el entorno de trabajo.

Desarrollo profesional y estabilidad laboral

- Incertidumbre sobre la continuidad laboral
- Limitaciones en las oportunidades de crecimiento profesional y desarrollo de carrera.

Equilibrio de la carga laboral

- **Conflicto entr**e responsabilidades familiares y profesionales (doble jornada)
- Períodos de descanso insuficientes o inadecuados

2.4. Consecuencias de los Riesgos Psicosociales en el trabajo

La evaluación y mitigación de los riesgos psicosociales en el lugar de trabajo es un proceso crucial que tiene como objetivo abordar los factores que pueden afectar el bienestar mental y físico de los trabajadores. Estos peligros abarcan diversos elementos, como el estrés laboral, la violencia en el lugar de trabajo, el acoso y las condiciones laborales desfavorables. La Norma Oficial Mexicana NOM-035-STPS-2018 proporciona lineamientos claros para identificar y analizar estos riesgos, enfatizando la importancia de un enfoque sistemático y colaborativo (Secretaría del Trabajo y Previsión Social [STPS], 2018).

A continuación, se presentan las principales consecuencias derivadas de estos riesgos, sustentadas por diversos autores.

2.4.1. Consecuencias para la Salud del Trabajador

Los riesgos psicosociales están relacionados con la aparición de trastornos mentales, como la depresión, ansiedad y agotamiento emocional (burnout). Según Moreno y Báez (2010), el estrés prolongado se asocia con problemas de salud mental que incluyen trastornos del estado de ánimo y trastornos de ansiedad.

El estrés crónico se ha relacionado con una variedad de condiciones médicas, tales como enfermedades cardiovasculares, trastornos musculoesqueléticos y problemas gastrointestinales, los cuales afectan negativamente la salud y productividad de los empleados (Ganster & Rosen, 2013). De acuerdo con la Organización Internacional del Trabajo (OIT, 2020), los trastornos funcionales físicos son comunes entre los trabajadores expuestos a condiciones psicosociales adversas, manifestándose en problemas como hipertensión, trastornos digestivos y otras afectaciones físicas. Además, los riesgos psicosociales pueden inducir cambios significativos en el comportamiento de los empleados, incluyendo el consumo abusivo de sustancias como el alcohol y las drogas, así como comportamientos agresivos o violentos en el entorno laboral (Leka & Jain, 2016).

2.4.2. Consecuencias para la Organización

A nivel organizacional, los riesgos psicosociales pueden provocar una disminución del rendimiento general y un aumento del absentismo y el presentismo (empleados que están presentes, pero no rinden adecuadamente) (Leka & Jain, 2016). Si se descuidan estos riesgos, se puede producir un deterioro del entorno laboral y una mayor rotación de personal. La Agencia Europea para la Seguridad y la Salud en el Trabajo (2023) afirma que las organizaciones que no gestionan adecuadamente los riesgos psicosociales se enfrentan a costes sustanciales relacionados con la atención sanitaria y una reducción de la productividad.

Además, el impacto de los riesgos psicosociales trasciende el ámbito laboral y afecta a la sociedad en su conjunto. Un incremento en los problemas de salud mental y física entre los empleados puede dar lugar a una mayor demanda de servicios de salud ya un aumento en los gastos asociados (Harnois & Gabriel, 2000). Este vínculo entre los riesgos psicosociales y la carga económica subraya la importancia de que las organizaciones adopten estrategias de prevención y mitigación efectivas para promover un ambiente laboral saludable y sostenible.

2.4.3. Consecuencias Sociales y Económicas

Los trabajadores expuestos a altos niveles de estrés o acoso laboral tienden a experimentar una notable degradación en sus relaciones interpersonales, tanto dentro como fuera del entorno laboral. Según un estudio de Lim y Lee (2011), el estrés crónico se correlaciona con un deterioro en las interacciones personales, especialmente en el entorno familiar, donde la tensión laboral afecta negativamente la dinámica y el apoyo emocional entre los miembros de la familia. Además, la investigación de Teo et al. (2013) revela que aproximadamente el 65 % de los trabajadores con estrés prolongado informan dificultades en sus relaciones familiares, y un 48 % menciona que su vida social se ha visto afectada debido al impacto del trabajo en su bienestar emocional y su capacidad para mantener relaciones. de calidad fuera del trabajo.

La presencia de un ambiente laboral tóxico y el acoso laboral (mobbing) pueden erosionar la confianza entre los empleados y generar divisiones dentro de los equipos de trabajo. Esta desintegración social afecta la colaboración y la cohesión, lo que, a largo plazo, puede afectar la innovación y la productividad organizacional (Leka & Jain, 2016).

El estrés y el burnout (agotamiento profesional) son responsables de una disminución significativa en la productividad de los empleados. Según un informe de la OIT (2020), las pérdidas económicas relacionadas con la baja productividad causada por el estrés y otros riesgos psicosociales alcanzan entre el 2 % y el 4 % del Producto Interno Bruto (PIB) en los países desarrollados.

Los problemas de salud derivados de la exposición a riesgos psicosociales también implican un aumento en los costos médicos y de seguros tanto para los empleados como para las empresas y el sistema de salud pública. De acuerdo con Leka y Jain (2016), los trastornos de salud mental asociados con el estrés laboral, como la ansiedad y la depresión, generan una carga económica considerable para las organizaciones, que deben asumir en muchos casos una parte significativa de los costos médicos. relacionados con enfermedades laborales. Esta carga se extiende al sistema de salud estatal, el cual enfrenta un aumento en la demanda de servicios para tratar condiciones mentales y físicas derivadas del trabajo.

2.4.4. Consecuencias Legales

Las organizaciones pueden enfrentar demandas legales si se demuestra que han fallado en la identificación y mitigación de riesgos psicosociales que afectan la salud de sus empleados. La falta de medidas adecuadas para prevenir el estrés laboral, el acoso o la violencia en el lugar de trabajo puede resultar en litigios por daños a la salud física y mental de los trabajadores (Paredes-Terán, 2023)

En muchos países, las leyes laborales exigen que los trabajos evalúen y gestionen los riesgos psicosociales en el trabajo. El incumplimiento de estas normativas puede resultar en sanciones legales, multas y otras repercusiones para la organización (Martínez, 2020).

Las organizaciones que no abordan adecuadamente los riesgos psicosociales pueden enfrentar daños a su reputación, lo que puede tener consecuencias legales indirectas. La percepción pública de una empresa que no protege adecuadamente a sus empleados puede llevar a cabo acciones legales por parte de grupos de interés, así como a la pérdida de clientes y socios comerciales (Velásquez et al., 2023).

2.5. Estrategias de Actividad Física para la Mitigación de Riesgos Psicosociales en el Entorno Laboral

Según Soler (2023), el ejercicio actúa como un potente modulador del estrés, promoviendo la liberación de neurotransmisores como las endorfinas, que generan sensaciones de bienestar y felicidad. Este efecto es crucial en entornos laborales donde el estrés puede ser un factor predominante. Un estudio de Martínez y Saldarriaga (2008) demuestra que los empleados que participaron en actividades físicas reportaron niveles más bajos de ansiedad y estrés psicológico, lo que concluye que el ejercicio puede ser una intervención efectiva para mitigar estos riesgos psicosociales.

Asimismo, la actividad física no solo reduce el estrés, sino que también mejora el estado de ánimo, el ejercicio físico es efectivo como los antidepresivos para tratar la depresión leve a moderada (Choi et al., 2019). El ejercicio promueve cambios neuroquímicos que favorecen la neurogénesis y reducen la degradación cerebral, lo cual es beneficioso para aquellos que sufren trastornos del estado de ánimo (Choi et al., 2019).

Otro beneficio de la actividad física es la mejora de las relaciones interpersonales en el trabajo, realizar actividades grupales fomenta la cohesión del equipo y mejora el clima laboral (Gómez et al., 2012). Una investigación longitudinal realizada por Ramírez-Vélez et al. (2023) encontró que la implementación de programas estructurados de actividad física en equipo resultó en una mejora del 35% en las relaciones laborales y una reducción del 25% en los conflictos reportados. La interacción social durante el ejercicio disminuye significativamente los sentimientos de aislamiento y fortalece el apoyo social entre compañeros de trabajo, lo cual mejora la autoestima y contribuye a un ambiente laboral más saludable y colaborativo (Penedo & Dahn, 2019).

Además, la práctica regular de actividad física se asocia con una mejora de hasta el 65 % en la calidad del sueño, lo que incrementa la resiliencia frente al estrés laboral y mejora la capacidad de manejo de los desafíos en el entorno laboral (Kredlow et al.., 2015).

Es importante identificar los factores de riesgo psicosocial para mitigar con la actividad física. La actividad física se presenta como una herramienta importante para abordar el bienestar mental y emocional del trabajador. A continuación, se presentan las principales fases para elaborar un programa de intervención de actividad física para reducir los riesgos psicosociales:

a) Evaluación de los Factores Psicosociales en el Entorno Laboral. Esta primera fase permite la identificación y evaluación de los principales riesgos psicosociales presentes en la organización. Se utilizan herramientas estandarizadas como el *Cuestionario de Copenhague sobre Riesgos Psicosociales* (COPSOQ-ISTAS 21), que evalúa las dimensiones como de las demandas psicológicas, control sobre el trabajo, apoyo social y calidad de liderazgo (Moncada et al., 2014). Además, se complementan con entrevistas semiestructuradas para obtener información cualitativa sobre la percepción de los empleados.

b) Análisis de Condiciones Físicas del Trabajo. En esta etapa se evalúan las características ergonómicas y ambientales de los puestos de trabajo. Se utilizan métodos como RULA (Rapid Upper Limb Assessment) para evaluar la exposición de los trabajadores a factores de riesgo asociados con trastornos de las extremidades superiores (McAtamney & Corlett, 1993). Además, se realizan mediciones ambientales de factores como ruido, iluminación y temperatura.

c) Evaluación de Patrones de Actividad Física. Esta fase busca evaluar los niveles actuales de actividad física y el comportamiento sedentario de los empleados para comprender mejor su estado de salud física y diseñar intervenciones adecuadas. Para esta evaluación, se utiliza el Cuestionario Internacional de Actividad Física (IPAQ), una herramienta validada que permite recopilar información detallada sobre la frecuencia, duración e intensidad de la actividad física realizada por los empleados, así como el tiempo dedicado a actividades sedentarias (Craig et al., 2003). Se utilizan dispositivos para medir como podómetros o acelerómetros.

d) Determinación de Indicadores de Salud Física y Mental. En esta fase se establecen indicadores clave para evaluar el impacto de los riesgos psicosociales en la salud física y mental de los empleados. Estos indicadores incluyen niveles de estrés, fatiga, trastornos musculoesqueléticos y tasas de ausentismo laboral. La literatura científica ha demostrado que el estrés crónico y los ambientes laborales con altas demandas psicosociales están fuertemente asociados con problemas de salud física y mental, tales como enfermedades cardiovasculares y depresión (Ganster & Rosen, 2013; Kivimäki & Steptoe, 2018).

e) Identificación y Diseño de Intervenciones de Actividad Física. Con la información recopilada, se diseña una intervención de actividad física adaptada a las necesidades y características específicas de la organización y sus empleados. Esta intervención tiene como objetivo principal reducir los niveles de estrés y mejorar el bienestar psicológico y físico en el entorno laboral, lo que a su vez contribuye a una mayor satisfacción y productividad entre los trabajadores (Trost et al., 2020). De acuerdo con el estudio de Conn et al. (2009), los programas de actividad física en el trabajo, como las pausas activas, los entrenamientos grupales y el acceso a gimnasios, han demostrado ser efectivos en la reducción del estrés y en la promoción de una cultura de bienestar.

f) Implementación del Programa de Actividad Física. La implementación de un programa de actividad física en el lugar de trabajo debe involucrar tanto a empleados como a trabajadores en actividades diseñadas para reducir el estrés y promover el bienestar general. Estas intervenciones abarcan una amplia gama de opciones, desde clases de ejercicio, ejercicios aeróbicos y entrenamientos de fuerza hasta actividades grupales y prácticas de mindfulness. Según una revisión de Heaney et al. (2019), estas actividades han demostrado ser efectivas en la mitigación de síntomas relacionados con el estrés, la ansiedad y la depresión, además de reducir la sensación de aislamiento social. En particular, las prácticas de mindfulness y las actividades físicas grupales pueden mejorar significativamente la cohesión entre los empleados y fortalecer el apoyo social en el entorno laboral (Vonderlin et al., 2020).

g) Monitoreo y Evaluación Continua de la Intervención. Una vez implementado el programa, es fundamental llevar a cabo un monitoreo y una evaluación continua para asegurar su impacto positivo en la salud de los trabajadores. Este seguimiento debe incluir tanto la medición de indicadores de salud objetivos, como la frecuencia de ausentismo y los niveles de estrés, así como la percepción de los empleados sobre los cambios en su bienestar físico y mental (Goetzel et al., 2014). Las evaluaciones periódicas permiten identificar áreas de mejora y ajustar las intervenciones para optimizar los resultados a largo plazo.

3. Metodología

El presente capítulo se fundamenta en la revisión exhaustiva de la literatura existente sobre los riesgos psicosociales, en el entorno laboral y la influencia de la actividad física en la mitigación de estos riesgos. Esta metodología permite compilar y analizar información relevante que sustenta la importancia de la actividad física como un componente esencial en la prevención de riesgos psicosociales, tal como se establece en la norma mexicana NOM-035-STPS-2018.

La NOM-035-STPS-2018 proporciona un marco normativo que busca identificar, analizar y prevenir los factores de riesgo psicosocial en los lugares de trabajo. Esta norma establece que los obstáculos deben implementar medidas para promover un ambiente laboral saludable, lo que incluye la promoción de la actividad física como una estrategia para reducir el estrés y mejorar el bienestar de los trabajadores.

La investigación documental permite identificar y analizar estudios previos que han explorado la relación entre los factores psicosociales y la salud laboral. Por ejemplo, se ha encontrado que la alta demanda psicológica y la falta de apoyo social están correlacionadas con un aumento en el estrés laboral, lo que puede llevar a un mayor ausentismo y disminución en la satisfacción laboral.

4. Resultados

La NOM-035-STPS-2018 establece lineamientos específicos para identificar y prevenir riesgos psicosociales, destacando la importancia de fomentar un ambiente de trabajo saludable que incorpore la actividad física como una estrategia crucial (Barrera et al., 2022).

Estudios de diversos investigadores han demostrado que la actividad física puede mejorar significativamente la salud mental y el bienestar de los trabajadores. La falta de actividad física se asocia con un mayor estrés e insatisfacción laboral, lo que resalta la necesidad de intervenciones que incorporen la actividad física como parte de un enfoque más amplio de gestión de riesgos psicosociales (Berge et al., 2021).

La norma mexicana NOM-035-STPS-2018 ordena la identificación y el análisis de estos factores psicosociales y proporciona un marco para que las organizaciones implementen medidas proactivas, como programas de ejercicio y descansos activos, para mejorar el bienestar de los trabajadores y reducir el ausentismo (Barrera et al., 2022).

4.1. Etapas metodológicas para la implementación de un programa de actividad física para la reducción de riesgos psicosociales.

Un programa de actividad física orientado a la reducción de riesgos psicosociales debe contemplar un abordaje integral que permita abordar los factores de riesgo psicosocial que afectan a los trabajadores en su entorno laboral, entre los que se encuentran el estrés, la ansiedad, la sobrecarga de trabajo, el síndrome de burnout, el apoyo social inadecuado y la falta de control sobre las tareas, entre otros. El programa se apega a los lineamientos establecidos en la NOM-035-STPS-2018, la cual tiene como objetivo prevenir y gestionar dichos factores para mejorar el bienestar físico y mental de los trabajadores.

Etapa 1: Diagnóstico y Evaluación Inicial

Esta etapa implica una recopilación exhaustiva de información sobre los riesgos psicosociales presentes en la organización, así como los niveles actuales de actividad física de los empleados. Según Dollard et al. (2019), una evaluación integral de los factores de riesgo psicosocial, como el apoyo social, las demandas laborales y el control sobre el trabajo, es fundamental para desarrollar intervenciones eficaces que promuevan un ambiente de trabajo saludable. Esta fase generalmente incluye:

- Administración de cuestionarios estandarizados de riesgo psicosocial, como el Cuestionario Psicosocial de Copenhague (COPSOQ)
- Evaluación de los niveles de actividad física utilizando herramientas validadas como el Cuestionario Internacional de Actividad Física (IPAQ) (Craig et al., 2003).
- Examen del entorno de trabajo y las políticas organizacionales existentes.

Los datos recopilados durante esta fase brindan una comprensión clara de las necesidades específicas de la organización y sus empleados, lo que permite el diseño de un programa más efectivo y personalizado.

Etapa 2: Planificación y Diseño del Programa

Esta etapa conlleva la elaboración de un plan de intervención de ejercicio físico estructurado que se enfoque en los riesgos psicosociales identificados en la evaluación inicial. Los programas de ejercicio físico en el entorno laboral deben adaptarse al contexto y características particulares de cada organización para maximizar su efectividad (Pronk, 2015). Esta etapa comprende:

- Definición de metas claras y cuantificables.
- Elección de actividades físicas adecuadas y viables.
- Elaboración de un calendario de implementación.
- Distribución de recursos y responsabilidades.

Es fundamental que el diseño del programa tome en cuenta las preferencias de los trabajadores y las restricciones del ambiente laboral para optimizar la participación y la eficacia (Reis et al., 2016).

Etapa 3: Desarrollo de Contenidos y Materiales

Esta fase se concentra en producir los recursos necesarios para la implementación del programa. La producción de materiales educativos y de apoyo es crucial, ya que estos recursos facilitan la comprensión y el compromiso de los empleados, aumentando la efectividad de las iniciativas de promoción de la salud laboral (Stokols et al., 2019). Esta etapa generalmente implica:

- Establecer pautas y protocolos para ejercicios físicos.
- Crear contenido educativo sobre el vínculo entre la actividad física y los riesgos psicosociales.
- Construir herramientas para el seguimiento y la evaluación.

Etapa 4: Verificación y modificaciones

Antes de la implementación, es fundamental realizar una verificación del programa y efectuar las modificaciones necesarias para asegurar su efectividad. La evaluación formativa es una etapa clave en el desarrollo de intervenciones de salud, ya que permite identificar y resolver posibles barreras antes de la ejecución completa, optimizando así los resultados del programa (Fitzpatrick et al., 2017). Esta etapa puede abarcar:

- Evaluación por parte de especialistas en salud ocupacional y actividad física.
- Realización de pruebas con un grupo pequeño de trabajadores.
- Recopilación de comentarios e implementación de cambios.

Etapa 5: Implementación

La fase de implementación implica el lanzamiento del programa diseñado. Según Durlak y DuPre (2008), la calidad de la implementación es un factor crucial que afecta los resultados del programa, y es esencial mantener una comunicación clara y consistente con todos los participantes. Esta fase comprende:

- Lanzamiento oficial del programa.
- Ejecución de las actividades planificadas.
- Monitoreo continuo de la participación y la adherencia.

Etapa 6: Evaluación y Mejora Continua

La evaluación continua es fundamental para medir la efectividad del programa y realizar ajustes que optimicen sus resultados a lo largo del tiempo. Glasgow y cols. (2019) resaltan la importancia de emplear un enfoque de evaluación integral y multinivel, que examina no solo los resultados inmediatos, sino también el impacto a largo plazo en el bienestar y la productividad de los empleados. Esta etapa comprende:

- Recopilar y examinar datos sobre la participación y los resultados.
- Evaluar la influencia en los riesgos psicosociales y otros indicadores de salud.
- Reconocer áreas de mejora y realizar ajustes al programa.

Tabla 1. Criterios para el Diseño de un Programa de Actividad Física para Reducir los Riesgos Psicosociales considerando NOM-035-STPS-2018

Etapas	Actividades Principales	Objetivos	Consideraciones NOM-035-STPS-2018
1. Diagnóstico y Evaluación Inicial	- Revisión y análisis detallado de la NOM-035-STPS-2018 - Evaluación de riesgos psicosociales - Medición inicial de niveles de actividad física Análisis del entorno y condiciones laborales	Identificar riesgos psicosociales específicos y necesidades de la organización.	Aplicar cuestionarios establecidos en la norma para identificar factores de riesgo psicosocial
2. Planificación y Diseño del Programa	- Establecimiento de objetivos específicos y metas - Definición de la estructura y alcance del programa - Selección de actividades físicas adaptadas - Desarrollo de un plan de implementación detallado - Estrategias de comunicación y sensibilización	Crear un programa estructurado y alineado con las necesidades de los colaboradores y la organización.	Asegurar que los objetivos y actividades estén alineados con los requisitos de la norma para prevención y control.
3. Desarrollo de Contenidos y Materiales	- Creación de guías y protocolos operativos - Elaboración de materiales educativos específicos - Desarrollo de herramientas de seguimiento y monitoreo - Preparación de materiales para capacitaciones continuas	Proveer los recursos necesarios para una implementación efectiva y facilitar el cumplimiento de la norma	Incluir información sobre la relación entre actividad física y prevención de riesgos psicosociales según la norma
4. Validación y Ajustes	- Revisión del programa por expertos en salud ocupacional - Realización de una prueba piloto - Recopilación de retroalimentación de los empleados - Ajustes basados en resultados obtenidos de la prueba	Asegurar la efectividad y viabilidad del programa antes de su implementación completa	Verificar que el programa cumpla con los lineamientos de la norma y sea efectivo en la reducción de riesgos psicosociales

Etapas	Actividades Principales	Objetivos	Consideraciones NOM-035-STPS-2018
5. Implementación	- Plan de lanzamiento y comunicación del programa - Capacitación de líderes y facilitadores - Preparación logística (espacios, horarios) - Establecimiento de un sistema de monitoreo y reporte	Preparar todos los elementos necesarios para una implementación exitosa del programa	Asegurar que la implementación cumpla con los requisitos de prevención, monitoreo y control establecidos en la norma.
6. Evaluación y Mejora Continua	- Evaluaciones periódicas de impacto y satisfacción - Análisis de datos de participación y resultados de salud - Recopilación de retroalimentación continua - Ajustes y mejoras basadas en datos - Actualización del programa conforme a cambios en la norma o necesidades	Mantener la efectividad y adecuación del programa a largo plazo, asegurando la mejora continua	Realizar evaluaciones y mejoras continúas alineadas con los requisitos de seguimiento y actualización de la NOM-035-STPS-2018.

Fuente: Elaboración propia

4.2. Enfoques de actividad física para mitigar los riesgos psicosociales en el lugar de trabajo

Aunque los métodos de actividad física para reducir los riesgos psicosociales pueden variar en su enfoque, todos tienen como objetivo mejorar el bienestar mental y físico de los empleados al promover un estilo de vida más activo. La implementación de estos modelos ayuda a aliviar los factores de riesgo que podrían afectar el bienestar de los empleados. Las estrategias de actividad física están diseñadas para minimizar los riesgos psicosociales a través de iniciativas de ejercicio en el lugar de trabajo. A continuación, se describen varias estrategias.

Pausas activas: Las pausas activas son interrupciones breves durante la jornada laboral que permiten a los empleados realizar ejercicios de estiramiento, movilidad o respiración para aliviar la tensión acumulada y mejorar la concentración mental. Este modelo ha demostrado ser eficaz para reducir la fatiga mental y física y mejorar la productividad y el bienestar general. Según Monteiro et al. (2020), las pausas activas contribuyen a mejorar la percepción del bienestar, reducir el estrés y disminuir el riesgo de trastornos musculoesqueléticos relacionados con el trabajo.

Entrenamiento Grupal en el lugar de trabajo.–Este modelo involucra la organización de actividades físicas grupales, como clases de yoga, ejercicios aeróbicos o entrenamiento funcional, durante o después de la jornada laboral. Se ha demostrado que la participación en actividades físicas grupales mejora no solo la condición física, sino también la cohesión social y el bienestar psicológico. Según Cancelliere et al. (2011), este tipo de intervenciones reduce significativamente los niveles de estrés y aumenta la satisfacción laboral, especialmente cuando los empleados participan en actividades diseñadas específicamente para promover el bienestar mental.

Promoción de Estilos de Vida Activos.–Este modelo no solo se centra en la actividad física durante el horario laboral, sino que busca promover estilos de vida activos fuera del trabajo. Esto incluye incentivar a los empleados a caminar o usar bicicletas para desplazarse al trabajo, realizar ejercicio en su tiempo libre y participar en actividades recreativas organizadas por la empresa. Los estudios de Pedersen y Saltin (2015) destacan que la actividad física regular tiene efectos beneficiosos en la salud mental y la reducción de riesgos psicosociales, como el estrés y la depresión. La promoción de estilos de vida activos fomenta la creación de hábitos saludables que perduran en el tiempo, lo que reduce los riesgos de enfermedades físicas y mentales a largo plazo.

Intervenciones Basadas en la Atención Plena (Mindfulness).- Las intervenciones que combinan la actividad física con técnicas de atención plena o mindfulness son cada vez más populares. Este modelo está basado en la combinación de ejercicio físico ligero (como el yoga o el tai chi) con prácticas de respiración consciente y meditación, lo que ayuda a reducir la ansiedad y el estrés relacionados con el trabajo. La investigación de Bamber y Morpeth (2019) destaca que las intervenciones basadas en mindfulness combinadas con ejercicio físico no solo reducen el estrés percibido, sino que también mejoran la resiliencia frente a los factores de riesgo psicosociales.

Gamificación de la Actividad Física.–La gamificación implica el uso de mecánicas de juego para motivar a los empleados a participar en actividades físicas. Este modelo utiliza competiciones, desafíos y recompensas para aumentar la motivación y el compromiso con el programa de actividad física. Los estudios de Garde et al. (2020) muestran que la gamificación en el entorno laboral puede incrementar la participación en programas de ejercicio, reducir el estrés y fomentar una cultura de bienestar en la empresa.

Tabla 2. Sugerencias de actividad física y sus beneficios psicosociales

Actividad física	Descripción	Beneficios
Ejercicio aeróbico	Programar actividad física centrado en ejercicios de intensidad moderada como caminar, correr o nadar, realizados de forma regular.	Reduce el estrés, la ansiedad y los síntomas depresivos. Mejora el estado de ánimo y la autoestima.
Entrenamiento de Fuerza	Incorpora ejercicios de resistencia para fortalecer los músculos, como levantamiento de pesas o ejercicios con el peso corporal.	Aumenta la confianza, mejora la imagen corporal y reduce los síntomas de ansiedad y depresión.
Yoga y Mindfulness	Combina posturas físicas, técnicas de respiración y meditación para promover la conexión mente-cuerpo.	Reduce el estrés, mejora la regulación emocional y aumenta la resiliencia psicológica.

Ejercicio en grupo	Actividades físicas realizadas en un entorno social, como clases de fitness o deportes en equipo.	Fomenta el apoyo social, mejora las habilidades de comunicación y reduce el aislamiento.
Ejercicio al Aire Libre	Promueve la actividad física en entornos naturales, como parques o bosques.	Reduce el estrés, mejora el estado de ánimo y aumenta la conexión con la naturaleza.
Tai Chi	Práctica de movimientos suaves y fluidos combinados con técnicas de respiración y meditación.	Mejora el equilibrio emocional, reduce la ansiedad y promueve la relajación.
Danzaterapia	Utilice el movimiento y la expresión corporal como medio para mejorar la salud física y emocional.	Aumenta la autoexpresión, mejora la imagen corporal y reduce los síntomas depresivos.

Fuente: Elaboración propia

Reflexiones finales

La atención de los riesgos psicosociales en el lugar de trabajo se ha vuelto cada vez más crucial en el entorno actual. La NOM-035-STPS-2018 constituye una herramienta esencial para abordar esta problemática, promoviendo entornos laborales seguros y saludables. En este marco normativo, la actividad física surge como un enfoque eficaz para mejorar el bienestar físico y mental de los trabajadores, al tiempo que impulsa la productividad y la cohesión organizacional.

Los estudios revisados muestran que los programas de actividad física bien diseñados no solo cumplen con los requisitos regulatorios, sino que también producen beneficios tangibles tanto a nivel personal como organizacional. Estos incluyen reducción del estrés, mejor ambiente laboral, mayor motivación y relaciones interpersonales más sólidas entre los empleados. Además, prácticas como los descansos activos, las sesiones de entrenamiento grupal, el mindfulness y la gamificación demuestran ser herramientas versátiles que se adaptan a diversos entornos laborales.

Es fundamental que las organizaciones adopten un enfoque integral y sistemático al implementar programas de actividad física. Esto implica realizar evaluaciones precisas, diseñar intervenciones adaptadas a las necesidades específicas de los trabajadores y establecer mecanismos de evaluación continua para garantizar la efectividad y sostenibilidad de estas iniciativas. Además, la colaboración entre colegas, líderes y empleados es crucial para lograr un impacto significativo y duradero.

En resumen, incorporar la actividad física en la gestión de riesgos psicosociales representa una inversión estratégica en la salud y el bienestar de los trabajadores. Este enfoque no solo ayuda a cumplir con la normativa vigente, sino que también promueve una cultura organizacional basada en el respeto, la inclusión y el compromiso con el desarrollo humano. Al priorizar estas acciones, las empresas pueden garantizar entornos de trabajo más saludables y productivos.

Referencias

Agencia Europea para la Seguridad y la Salud en el Trabajo (EU-OSHA). (2014). Cálculo del coste del estrés laboral y de los riesgos psicosociales. Luxemburgo: Oficina de Publicaciones de la Unión Europea.

Bamber, M. D., & Morpeth, E. (2019). Effects of mindfulness meditation on college student anxiety: A meta-analysis. Mindfulness, 10(2), 203-214. https://doi.org/10.1007/s12671-018-0965-5

Barrera, JDE, Mendoza, JPT, & Mendoza, AG (2022). Análisis de la nom-035-stps-2018, en empresa sedipssa comercializadora SA de CV. Hitos De Ciencias Económicas Administrativas, 28(80), 110-125. https://doi.org/10.19136/hitos.a28n80.4972

Berge, M. vd, Beek, AJ vd, Türkeli, R., Kalken, M. v., y Hulsegge, G. (2021). Work-related physical and psychosocial risk factors cluster with obesity, smoking and physical inactivity. International archives of occupational and environmental health, 94(4), 741–750. https://doi.org/10.1007/s00420-020-01627-1

Bupa. (2023). Descubra la importancia de la salud mental. Recuperado de https://www.bupasalud.com.mx/salud/importancia-de-la-salud-mental

Cancelliere, C., Cassidy, J. D., Ammendolia, C., & Côté, P. (2011). Are workplace health promotion programs effective at improving presenteeism in workers? A systematic review and best evidence synthesis of the literature. BMC Public Health, 11(1), 395. https://doi.org/10.1186/1471-2458-11-395

Chiavenato, I. (2017). Introducción a la teoría general de la administración (10ª ed.). McGraw-Hill.

Choi, K., et al. (2019). El ejercicio como tratamiento eficaz para la depresión: una revisión sistemática y un metanálisis. JAMA Psychiatry, 76(7), 691-698.

Conn, VS, Hafdahl, AR, Cooper, PS, Brown, LM y Lusk, SL (2009). Metaanálisis de intervenciones de actividad física en el lugar de trabajo. American Journal of Preventive Medicine, 37.

Craig, CL, Marshall, AL, Sjöström, M., Bauman, AE, Booth, ML, Ainsworth, BE, Pratt, M., Ekelund, U., Yngve, A., Sallis, JF y Oja, P. (2003). Cuestionario internacional de actividad física: fiabilidad y validez en 12 países. Medicine & Science in Sports & Exercise, 35 (8), 1381-1395. https://doi.org/10.1249/01.MSS.0000078924.61453.

Dollard, MF, Bailey, T., McLinton, SS, Richards, P. y Tuckey, MR (2019). Clima de seguridad psicosocial como antecedente de las condiciones de trabajo, el acoso laboral y los problemas de salud psicológica: un modelo multinivel. Revista Europea de Psicología del Trabajo y de las Organizaciones, 28(4), 589-602. https://doi.org/10.1080/1359432X.2019.1615301

Fitzpatrick, JL, Sanders, JR, y Worthen, BR (2017). Evaluación de programas: enfoques alternativos y pautas prácticas (5.ª ed.). Boston: Pearson.

Fuentes, E., Cruz, CE, & García, LF (2022). Condiciones de trabajo y desgasto ocupacional en personal de una dependencia gubernamental mexicana. Cuadernos de Administración.

Ganster, DC y Rosen, CC (2013). Estrés laboral y salud de los empleados: una revisión multidisciplinaria. Journal of Management, 39(5). https://doi.org/10.1/01492063

Garde, A. H., Albertsen, K., Nabe-Nielsen, K., Carneiro, I. G., Skotte, J., Hansen, S. M., & Holtermann, A. (2020). Implementing a participatory organizational intervention to improve physical and mental health among workers in small and medium-sized enterprises (SMEs)–a mixed-methods process evaluation study. Scandinavian Journal of Work, Environment & Health, 46(3), 221-232. https://doi.org/10.5271/sjweh.3873

Glasgow, RE, Vogt, TM y Boles, SM (2019). Evaluación del impacto en la salud pública de las intervenciones de promoción de la salud: el marco RE-AIM. American Journal of Public Health, 89(9), 1322-1327. https://doi.org/10.2105/AJPH.89.9.1322

Goetzel, RZ, Roemer, EC, Liss-Levinson, RC y Samoly, DK (2014). Promoción de la salud en el lugar de trabajo: Recomendaciones de políticas que alientan a los empleadores a apoyar programas de mejora de la salud para sus trabajadores. American Journal of Health Promotion, 28(6), TAHP- iv. https://doi.org/10.4278/ajhp.28.6.tahp

Gómez, J., et al. (2012). Actividad física y salud mental: Un enfoque integral. Revista Iberoamericana de Psicología del Ejercicio y el Deporte, 7(2), 123-130.

González-Morales, MG, Peiró, JM, & Rodríguez-Muñoz, A. (2019). Riesgos psicosociales y salud laboral: Estrategias para la mejora del entorno laboral. España: Editorial Pirámide.

Harnois, G., y Gabriel, P. (2000). Salud mental y trabajo: impacto, problemas y buenas prácticas. Ginebra: Organización Mundial de la Salud.

Henry, M.L. (2019). Salud laboral en el escenario productivo actual: la creciente incidencia de los riesgos psicosociales. Revista De Ciencias Sociales, 171-196.

Hurtado H. P. (2023). Salud ocupacional: rol del personal de enfermería en la evaluación y prevención de riesgos. LATAM Revista Latinoamericana de Ciencias Sociales y Humanidades, 4(1), 4419- 4438. https://doi.org/10.56712/latam.v4i1.580

Instituto Nacional de Seguridad y Salud en el Trabajo (INSST). (2023). Evaluación de riesgos psicosociales, España. Recuperado de https://www.insst.es/materias/riesgos/riesgos-psicosociales/evaluacion-de-riesgos-psicosociales

Kivimäki, M., y Steptoe, A. (2018). Efectos del estrés en el desarrollo y la progresión de la enfermedad cardiovascular. Nature Reviews Cardiology 15(4). https://doi.org/10.103/nrcardio.201

Kredlow, MA, Capozzoli, MC y Otto, MW (2015). Los efectos de la actividad física en el sueño: una revisión metaanalítica. Journal of Behavioral Medicine, 38(3), 427-449. https://doi.org/10.1007/s10865-015-9617-6

Leka, S., y Jain, A. (2016). Impacto de los riesgos psicosociales en el trabajo en la salud: una visión general. Ginebra: Organización Mundial de la Salud e Internacional.

Lim, S., y Lee, A. (2011). Conflictos laborales y familiares: su impacto en el bienestar y la salud mental de los empleados. Revista de Psicología de la Salud Ocupacional, https://doi.org/10/a002

Luceño, L., Martín J., Rubio, S., & Jaén, M. (2008). Psicología y riesgos laborales emergentes, los riesgos psicosociale Psychology and emerging labor risks, the psychosocial risks/ Edupsykhé. Revista de Psicología y Educación.

Manrique, A. M., Avendaño, B. L., Galvis, E., & Ferro, J. (2021). Relación entre síndrome de Burnout y riesgo psicosocial intralaboral en profesionales sociales. Diversitas, 17(2). https://doi.org/10.15332/22563067.7077

Martínez, A., & Saldarriaga, M. (2008). Estrés laboral y actividad física: Un enfoque desde la promoción de la salud. Revista Latinoamericana de Psicología, 40(1), 45-56.

Martínez, LM (2020). Riesgos psicosociales y estrés laboral en tiempos de covid-19: instrumentos para su evaluación. Revista de Comunicación y Salud, 10(2), 301-321. https://doi.org/10.35669/rcys.2020.10(2).301-321

McAtamney, L., y Corlett, EN (1993). RULA: Un método de encuesta para la investigación de trastornos de las extremidades superiores relacionados con el trabajo. Ergonomía aplicada, 24 (2), 91-99. https://doi.org/10.1016/0003-6870(93)90080-s

Moncada, S., Utzet, M., y Molinero, E. (2014). Cuestionario Psicosocial de Copenhague II (COPSOQ II) en España: una herramienta para la evaluación de riesgos psicosociales en el lugar de trabajo. American Journal of Industrial Medicine, 57(1), 97-105.https://doi.org/10/ajim.222

Monteiro, D., Silva, P., Mota, J., & Campos, P. (2020). The effect of active breaks in reducing musculoskeletal pain and discomfort in sedentary workers: A systematic review. Work, 67(1), 201-213. https://doi.org/10.3233/WOR-203260

Moreno, J., & Báez, A. (2010). Impacto de los factores psicosociales en el trabajo: Un enfoque práctico. Revista Latinoamericana de Psicología, 40(1), 45-56.

Neffa, J. (2016). Los riesgos psicosociales en el trabajo: contribución a su estudio. Editorial CEIL CONICET. Recuperado de https://www.redalyc.org/pdf/2351/235141413005.pdf

Organización Internacional del Trabajo (OIT). (2020). La seguridad y la salud en el centro del futuro del trabajo: Construyendo sobre 100 años de experiencia. Ginebra.

Organización Mundial de la Salud (OMS). (2023). Salud mental: fortalecer nuestra respuesta. Recuperado de https://www.who.int/es/news-room/fact-sheets/detail/mental-health-strengthening-our-response

Organización Mundial de la Salud. (1990). Factores psicosociales en el trabajo: Reconocimiento y control. Ginebra: OMS.

Paredes-Terán, LE, Peralta-Beltrán, Á. R., González-Salas, R., & Molina-Delgado, JR (2023). Riesgos psicosociales generados durante la pandemia en el personal de salud. Revista Arbitrada Interdisciplinaria De Ciencias De La Salud. Salud y Vida, 7(2), 931-938. https://doi.org/10.35381/svv7i2.3487

Pedersen, B. K., & Saltin, B. (2015). Exercise as medicine–evidence for prescribing exercise as therapy in 26 different chronic diseases. Scandinavian Journal of Medicine & Science in Sports, 25(S3), 1-72. https://doi.org/10.1111/sms.12581

Penedo, FJ, y Dahn, JR (2019). Ejercicio y bienestar: una revisión de los beneficios para la salud mental y física asociados con la actividad física. Current Opinion in Psychiatry, 32(5), 533-545.

Pronk, NP (2015). Principios de diseño de mejores prácticas para programas de salud en el lugar de trabajo. En RC Kessler y SH Stang (Eds.), Salud y productividad laboral (pp. 12).

Quirarte, A., & Quirós, E. (2020). La responsabilidad social corporativa en el marco de la NOM-035. Ciudad de México: Editorial Laboris.

Ramírez-Vélez, R., García-Hermoso, A., & Agredo-Zúñiga, R. A. (2023). Efectividad de las intervenciones de actividad física en el lugar de trabajo sobre indicadores de salud mental: un meta-análisis. Revista Colombiana de Psiquiatría, 52(1), 28-37.

Reis, RS, Salvo, D., Ogilvie, D., Lambert, EV, Goenka, S. y Brownson, RC (2016). Ampliación de las intervenciones de actividad física en todo el mundo: avanzar hacia enfoques más amplios e inteligentes para que la gente se mueva. The Lancet, https ://doi.org /1/S0140—6736 (16)30728—0

Robbins, S. P., & Judge, T. A. (2017). Comportamiento organizacional (17ª ed.). Pearson.

Rocha, K. B., Muntaner, C., Solar, O., Borrell, C., Bernales, P., González, M. J., Ibañez, C., Benach, J., & Vallebuona, C. (2014). Clase social, factores de riesgo psicosocial en el trabajo y su asociación con la salud autopercibida y mental en Chile. Cadernos De Saúde Pública, 30(10), 2219–2234. https://doi.org/10.1590/0102-311X00176213

Secretaría del Trabajo y Previsión Social [STPS]. (2018). NORMA Oficial Mexicana NOM-035-STPS-2018. Factores de riesgo psicosocial en el trabajo. Recuperado de https://sidof.segob.gob.mx/notas/docFuente/5541828

Soler, A. (2023). La actividad física y la salud mental. Universidad de La Sabana. Recuperado de https://www.unisabana.edu.co/portaldenoticias/al-dia/la-actividad-fisica-y-la-salud-mental/

Stokols, D., Lejano, R. y Hipp, J. (2019). Mejorar la resiliencia de los sistemas humanos y ambientales: un marco ecológico social. Ecología y sociedad, 18. https ://doi.org /10/ES–05325-180107

Tacca, D. R., y Tacca, A. L. (2019). Factores de riesgos psicosociales y estrés percibido en docentes universitarios. Propósitos y Representaciones, 7(3), 323–353. https://doi.org/10.20511/pyr2019.v7n3.304

Teo, ST, Pick, D., Newton, CJ, Yeung, M. y Chang, E. (2013). Factores estresantes del cambio organizacional y satisfacción laboral en enfermería: el efecto mediador de las estrategias de afrontamiento. Journal of Nursing Management, 21(6), https ://hacer.o/10.1111 /j.12137

Trost, SG, Blair, SN y Khan, KM (2020). Intervenciones de actividad física en el lugar de trabajo: desarrollo, implementación y evaluación. British Journal of Sports Medicine, https ://doi.o/1/bjdeportes -201-101

Velásquez, LCM, Velásquez, CAL, & Intriago, JOV (2023). Estrategia metodológica para la prevención de riesgos psicosociales en los docentes de la unidad educativa Jesús María. MQRInvestigar, 7(1), 894-913. https://doi.org/10.56048/mqr20225.7.1.2023.894-913

Vonderlin, R., Biermann, M., Bohus, M., & Lyssenko, L. (2020). Mindfulness-based programs in the workplace: A meta-analysis of randomized controlled trials. Mindfulness, 11(7), 1579–1598. https://doi.org/10.1007/s12671-020-01328-3